病気は「妄想」で作られる

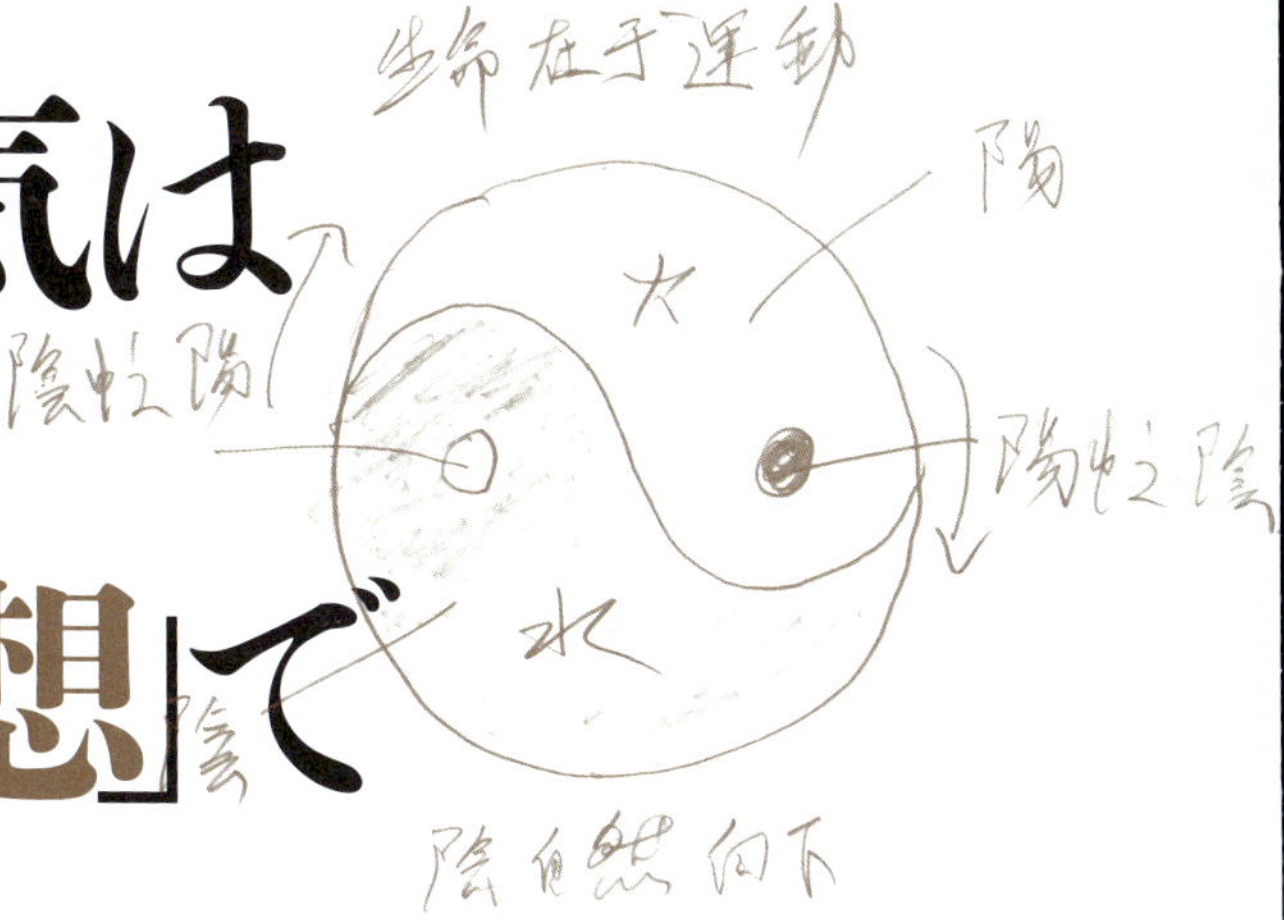

世界医学気功学会特邀気功専家
Daimei Aoshima
青島大明

講談社

おことわり

　病気になる要因は非常に多岐にわたっており、また、これまで受けてこられたさまざまな治療や健康法なども身体に影響しています。それにより臓器や器官などの機能が大きく低下して、気功・法術の施術《せじゅつ》を行っても効果をあげられない場合があります。

　また、どれほど気功・法術によってよくなっても、その人の
①環境の問題
②意識の問題
③生活習慣（食べ物や喫煙など）の問題
　などが間違っていれば、完治することは困難です。

　なお、この本で紹介している症例は、本の性質上、仮名とさせていただいた方もいらっしゃいますが、病名、症状、経過などについての誇張、脚色は一切ございません。

　情報の公開に同意してくださった方々には、この場を借りて深く感謝申し上げます。

はじめに——「妄想」が病気を作る時代

「プラス思考」という言葉があります。

耳触りのよい言葉のようで、世の中には、「プラス思考でいれば幸せになれる」という話で溢れていますが、私はそうは思いません。むしろ、プラス思考に陥った結果、うまくいかなかった場合が多いのではないでしょうか。誤解を恐れず極端に言えば、過度なプラス思考には絶対になってはいけないし、百害あって一利なしとさえ思っています。

「私はそこまでプラス思考ではないから、大丈夫」と思う人もいるかもしれません。しかし、現代は誰もが知らないうちに過度な「プラス思考の妄想」にとりつかれ、それによって不幸へといいたる恐れがあります。

プラス思考になると、「悪いこと」も「良いこと」と解釈してしまい、居心地がよいため、ひとたびとりつかれると、簡単には抜け出せません。とらわれた人はみな、自分勝手な考えを「よかれ」と信じ、思い込みを疑わなくなってしまいます。その結果、自分が都合よく解釈した世界に閉じこもるようになり、刻々と変化する周囲の状況や、突然の事態に順応することができず、知らず知らずに悪い方向へと進んでしまいます。

人生は行動することによってしか変えることはできません。現実は変わっていないのに、よくなったと解釈してしまい、行動を起こさなくなってしまうのは、大変危険です。

プラス思考が招く不幸せは人間同士のさまざまないさかいや、注意しても止められないミス、大小の事故や犯罪など実に色々ですが、多くの皆さんにとってもっとも深刻なのは、病気になってしまうことでしょう。ふだん、当たり前に感じている健やかな毎日は、なくして初めてありがたさに気づくものです。とりわけ、ガンや心臓病、脳卒中など〝死〟に直結する病気の場合は、なおさらです。

私はそのことを、気功師としての40年、横浜で気功院を開いてからの17年、延べ5万人以上の病に悩む方たちに施術し治療困難とされる症例を数多く完治させるなかで、深く痛感してきました。

人生において誰もが出会いうる不幸、避けがたい〝病魔〟を少しでも遠ざけ、当たり前の幸せな生活を守るには、「プラス思考の妄想」をやめて、その都度必要な行動をとるしかありません。今回、私がこの本を書いたのは、ひとえにその思いからです。

プラス思考、すなわち現実を自分に都合よく解釈した「妄想」は、病のもととなり、また、その治癒をさまたげます。

この呪縛から逃れるには、現実を受け入れ、五感と頭を十分に使って認識し、適切な行動――本書ではこれを「**プラス行動**」と呼んでいます――をとるしかありません。適切な行動をとるためには、何が適切なのか、正しさの基準が必要になります。そのための基準となる「哲学」、毎日の生活で誰もが簡単に応用できる「原理」について説明しています。「**天・地・人**」と名付けたこの原理は、本邦初公開です。私の専門である中医学（東洋医学）の聖典『黄帝《こうてい》内経《だいけい》』の理論をもとに、どなたにもわかりやすくまとめた唯一無二の「哲学」と言えるでしょう。

気功という中医学の精髄を会得した私だからこそ、皆さんにご提案できる健やかで幸せな人生のための智慧《ちえ》を、ぜひともお役立ていただければ、著者としてこれ以上の喜びはありません。

２０１６年４月

青島大明

病気は「妄想」で作られる　目次

第2章
天＝時間＝太陽の運行を意識する

「プラス思考」と戦う「天・地・人」の哲学　その①

第3章
「プラス思考」と戦う「天・地・人」の哲学　その②
地＝場所＝与えられた環境にそって生きる

第4章　人＝健康＝心身の状態を正しく把握する

「プラス思考」と戦う「天・地・人」の哲学　その③

第5章　天・地・人の原理で病を治し、幸せを招く

第1章

あなたを不幸にする、悪しき「プラス思考」

「ガンと闘うな」は間違っているか、正しいか？

まず、皆さんにおうかがいします。次のなかで「そう思う」と当てはまる項目はいくつあるでしょうか？

①病気のときは病院へ行けば大丈夫、ガンになっても抗ガン剤や手術で治る。
②いいや、ガンになっても抗ガン剤や手術をふくめ、病院での治療はしたくない。
③スポーツなどで体を動かせば、健康になると思っている。
④栄養のバランスに気をつけ、サプリメントでも補っているから健康だ。
⑤趣味人の私はストレス知らずだから、きっと健やかに長生きできるはずだ。
⑥真面目に生きている自分には、幸せな将来が待っているに違いない。

「そう思う」という項目が1つでもあった方は、大変に残念ながら、すべて間違いです。

そのままの考え方を続けていると、近い将来、健康をそこない、不幸せな将来が待っている可能性が高いとお答えするしかありません。

①の「ガンになっても抗ガン剤や手術で治る」という項目ですが、これはちょっと意識をすれば、皆さんの周囲にも「治らなかった」例が数多くあるでしょう？　そうでなければ、ガンが未だに日本人の死因のトップを占めているはずがありません。こう言うと、すぐに「それはその人の寿命であって、病院の治療のせいではない」という声が聞こえてきそうですが、本当にそうでしょうか？

現在の病気治療の主流である西洋医学について、どこが問題であるかはこのあとお話ししたいと思いますが、そうするまでもなく、抗ガン剤や放射線による副作用の激しさ、あるいは手術による体への負担については皆さんもすでに十分ご承知のはず。実際、私の気功院には、これらの先端治療を受け続けたあげく、本来のガンの症状以上に体を弱らせ、ギリギリの状態でおいでになる患者さんが後を絶ちません。ガン細胞は正常な細胞よりもずっと強く、これを死滅させようとすれば、周囲の細胞が弱らないわけがないからです。

結論から申し上げると、抗ガン剤や放射線、手術ではガンは治らず、かえって寿命を縮める恐れがある――それが言いすぎであれば、完全には治せず、いつまでも再発の危険を抱えて生きることになります。

では、②の「抗ガン剤や手術をふくめ、病院での治療はしたくない」という考え方が正しいかというと、こちらもやはり大きな誤解があります。最近は「ガンとは闘うな」とのショッキングな言葉がひとり歩きしたためか、病院でガンの診断が出されてもかたくなに治療を拒否する患者さんもいるとのこと。

抗ガン剤や放射線、手術では、確かにガンは完全には治りませんが、だからといって一切の治療を拒めばよいかというと、そんなことはありません。

「プラス思考＝いいこと」という大きな誤解

③と④は、一見正しいことのように思えますが、やはり落とし穴があり注意が必要です。近年は、運動とそれによる効果について、また栄養学の理論について、テレビや雑誌、ネットなどに情報が溢れています。「体のため毎日ジョギングを欠かしません」とか「食べ物は、栄養のことをまず第一に考えて選んでいます」という大変感心（？）な方に出会うことも多いのですが、じつはそうした皆さんのほとんどが、体のどこかに不調を抱えていることに気づいておられないのです。

実際、日課のジョギング中、あるいは週に一度のゴルフのさなかに〝突然死〟になったり、病院へ搬送されたりする方はけっして少なくありません。一方、食事の栄養に気をつけていたはずなのに、いつの間にか〝隠れ栄養失調〟や内臓疾患になっている例は、私のもとへいらっしゃる方のなかにもたくさんいらっしゃいます。このように、一般的に「体によい」とされる習慣も、それだけでは真に健康的とは言えない場合が多いのです。

⑤と⑥は、いわばコインの裏表と言えるでしょう。私は、日本へ来て30年以上になりますが、この国の皆さんほど〝真面目〟な方たちを知りません。ただ、真面目であるということは、そのぶん多くのストレスを抱えておられるわけで、それが日本における驚くほどの自殺者数の多さにつながっているのは、間違いのないところです。事実、自殺に至らずとも、鬱病やノイローゼなどで幸せから遠ざかっている例は、皆さんのごく身近にもあるのではないでしょうか。

ならば、趣味などでストレスを解消すれば大丈夫なのか？　というと、そうでもなさそうです。しかしながら、自殺者や鬱病の患者さんたちはなかなか思うようには減りません。趣味があり、少なからぬ友人に恵まれているはずの立派な大人が、ある日突然、自らの命を絶ってしまうのは、一体どうしてなのでしょう？

このように、先におたずねした項目はすべて、健やかで幸せな人生にとって正しいとは言えません。それは、なぜか？

答えはひとつ――これらはすべて、「プラス思考」に基礎をおいているからです。と言うと、「え？　プラス思考のどこがいけないの!?」ほとんどの方は反射的にそう思われることでしょう。常識的には「プラス思考＝いいこと」と思われているのに、それが「いけない」というのは、どうにも納得がいかないと思います。

たとえば、書店の店頭には「プラス思考」「ポジティブシンキング」などと題した本（その多くは〝ビジネス書〟や〝自己啓発書〟に類します）がいくらもあり、こうした言葉を冠にしたセミナーなども数多く開催されているようです。それらを読み、話に聞けば、「プラス思考＝いいこと」という常識にとらわれるのも無理はありません。

にもかかわらず、私があえて本書で異をとなえる理由――それは、プラス思考が必然的に陥る思考の偏りに大きな問題があるからです。

「プラス思考＝妄想」が病気を作る原因に

「プラス思考」になると、常によい結果ばかりを想定してしまいます。

思考力を与えられた唯一の生き物である人間にとって、考えること自体には問題はありません。ただし、よいことだけを考える、すべてをひたすらよいほうにだけ解釈するというのは、バランスを欠く態度です。私はむしろ、こうした「プラス思考」こそが現代人に不安を与え、ひいては健康や幸福な生活をそこなう源になっているとさえ思っています。

本来であれば、思考というのは「本当に、これで大丈夫なのか？」「これが、もし失敗したとしたら」と、多少ともマイナスの面をもつことでバランスがとれ、正しい方法を慎重に選んで行動することができるはずです。しかし、「プラス思考」では何よりもまず「自分が思うような現実であってほしい」という願望や解釈が常に出発点となるため、目の前の悪い状況は〝見なかった〟ことにされ、自分にとって望ましい結論だけが重視されます（図1）。

すなわち「プラス思考」では現実とは関係なく、自分の脳内でつじつまが合っていれば

図1　プラス思考の「見えない壁」

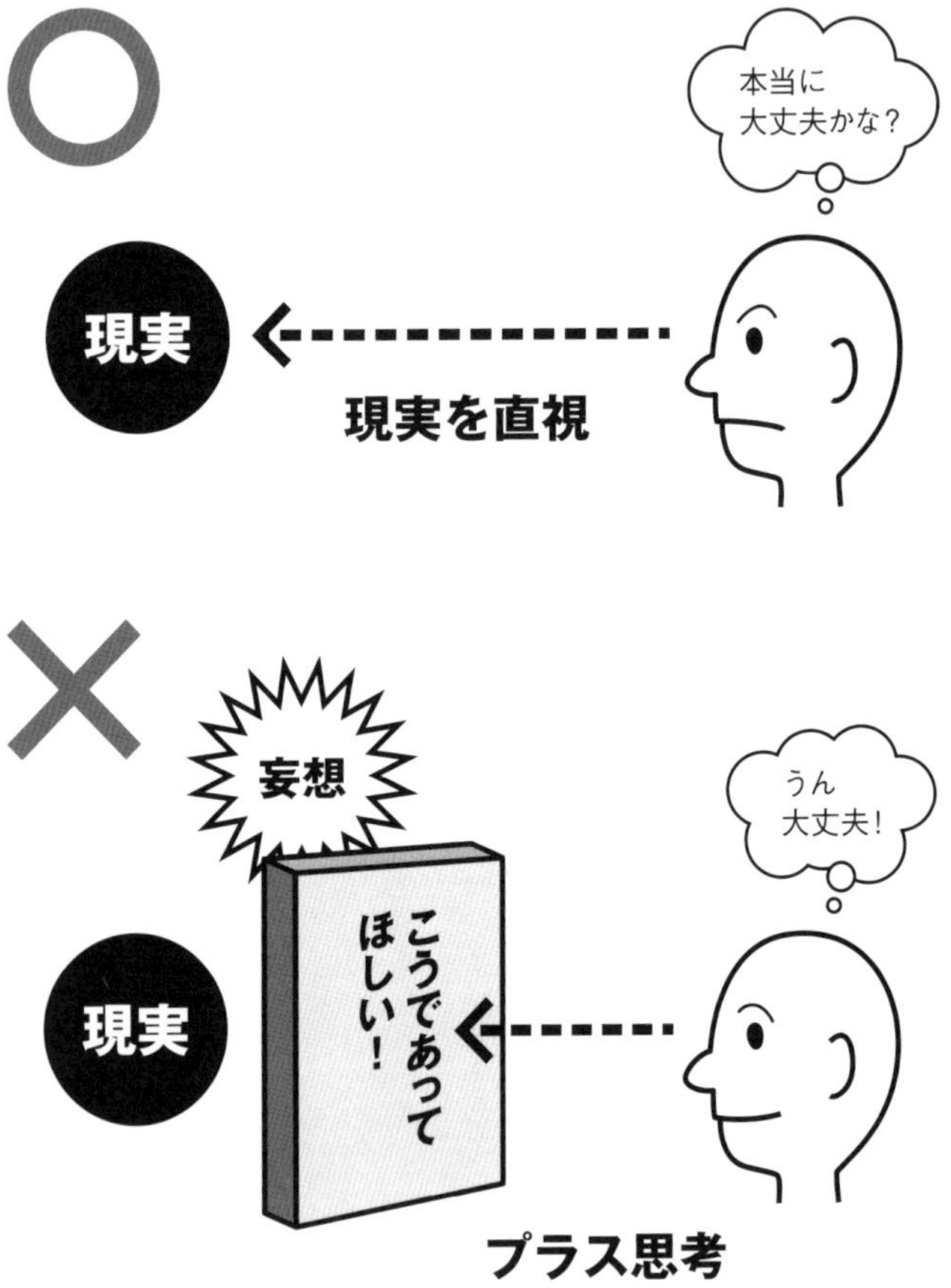

自分にとって望ましいことだけが重視されると、
現実を直視できなくなる

よいので、正しい判断や状況に応じた選択すべき道を選ぶことができません。

人は心弱いものですから、どうしても自分に都合のよい結論にすがってしまいがち。しかも現代は、すぐに結果（それもお金に換算できるようなもの）を得なければならない、と誰もが目的に向けてかり立てられているため、目先の利益や一見よいように見える事象にのみとらわれ、長いスパンでの判断や全体的な視野をもちにくくなっています。

たとえば、世界的な金融恐慌を招いたアメリカのサブプライム・ローン問題などは、こうした「プラス思考」の典型例です。それにかかわった人は誰もがプラス思考に偏り、お金がなくても家を買い、銀行もまた「住宅価格は永遠に値上がりし続ける」とのプラス思考でジャブジャブとお金を貸し、証券会社はプラス思考に基づいて投資家に証券を売りました。そうしてすべてが「プラス思考」に走った結果は、もう皆さんもご存じのとおりです。

その意味で「プラス思考」はおおいなる誤り、間違いであって、〝妄想〟にほかなりません。今あげたのは経済、それも金融市場の例ですが、ことの大小、あるいはその分野を問わず、「自分に都合のいいプラス思考」は現代において、あらゆる不幸の源となっています。

典型と言えるのが、「プラス思考」が原因となって、ガンをはじめとする多くの深刻な病気を発症させるというケースです。詳しくは本書の第4章でご紹介しますが、私が専門とする中医学（東洋医学）とりわけ気功の世界では、生命エネルギーである「気」の通り道（経絡《けいらく》といいます）が体の一部でつまり、滞ることが病気の原因であると説明します。そうした事態が起こる原因の1つに、感情の極端な偏り（すなわち妄想）があります。「プラス思考」は、先に見たとおり病気の治療に悪影響を及ぼすだけでなく、その発症にまで深くかかわっているのです。

もう一度繰り返しましょう。何かを「そうであってほしい」と解釈し、ひたすらそう思いこむ考え方は間違っています。そうではなく、目の前の現実を常に冷静に見つめ、状況に応じて迂回《うかい》したり、慎重に行動し前進することが、思わぬ落とし穴を避け、最短で最善の道を行くことになる。皆さんには本書を通じて何よりもそれを知っていただき、真に正しい行動（のちほどご紹介する「プラス行動」）をとっていただきたいと思います。

「マイナス思考」や「直感」もプラス思考と関係あり？

図2をご覧ください。これは皆さんが日々、瞬間瞬間に行っている「思考」のあり方を、

図2　思考における「プラス思考＝妄想」のあり方

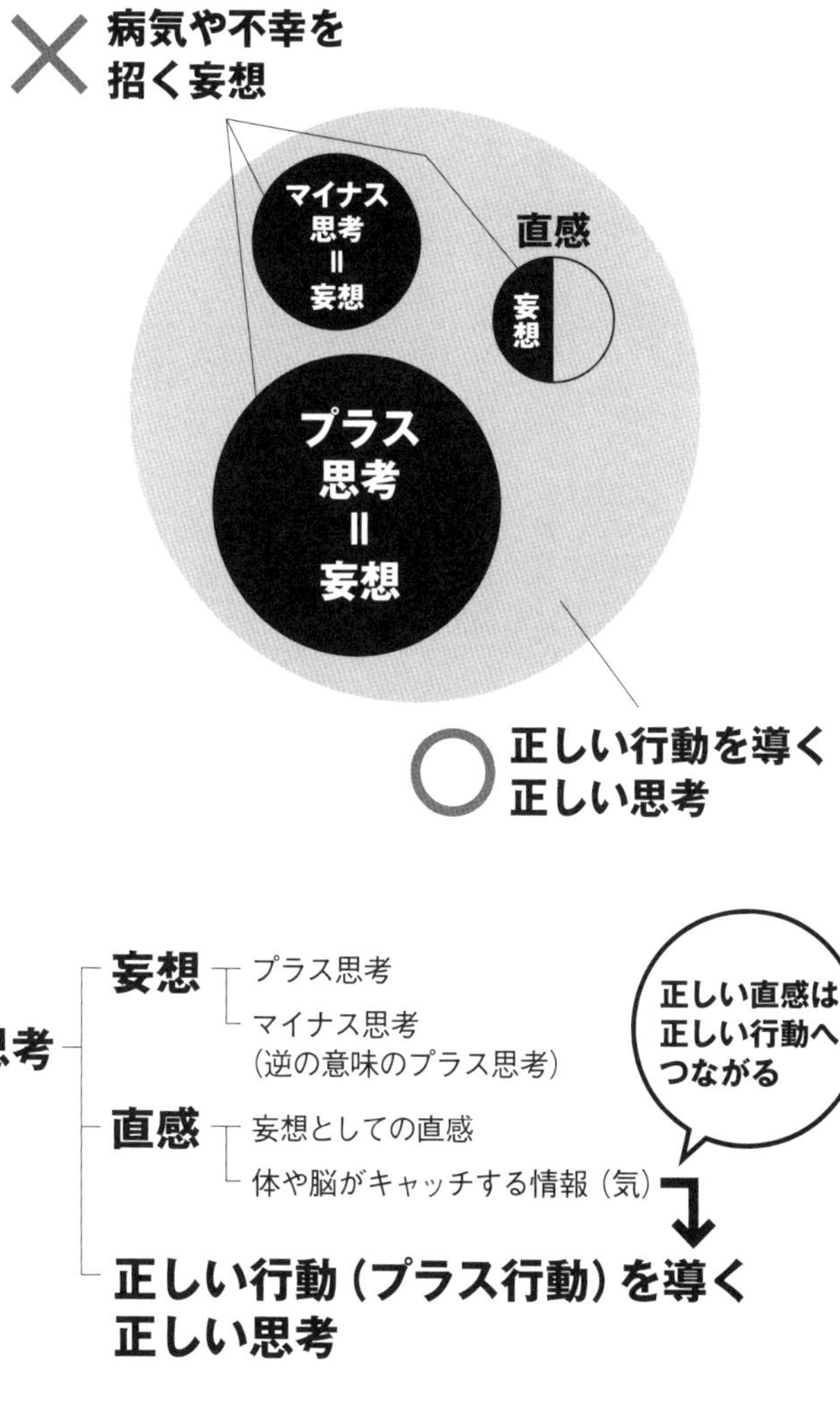

模式図にしたものです。

ここで、一番外側の円は思考の全体を表し、そのなかの３つの円は大きい順に――

プラス思考

マイナス思考

直感

――を表現しています。

先ほどからお話ししているように、「プラス思考」とは「妄想」そのものであり、自らの誤りや失敗を認めず、同じ過ちを繰り返すことでさまざまな不幸や病気を招きます。

一方、自らの失敗を認めながら、それをきちんと分析もせず、ただただ悪い方へ悪い方へと考えてしまうのが「マイナス思考」。とりつかれたら最後、ずぶずぶと不幸のスパイラルへ陥ってしまう、こうした考え方もやはりかたくなな妄想であり、いわば〝逆の意味のプラス思考〟と言うことができるでしょう。

要は、後で説明する「調べて、比べて、判断する」（37ページ参照）ことをせず、ひたすら「そうであってほしい」と願う、あるいは逆に「そうであるわけがない」と思いこむ……そうした考え方がプラス思考であって、根拠なき自信で突っ走ったり、むやみに落ち込んだあげく鬱になったり、けっしていいことはありません。

思考のなかには、本人が意識しないほどの短い刹那に、頭のなかにひらめき、瞬間的に行動が決まるというようなものもあります。一般に「直感」や「勘」などと呼ばれるもので、これは必ずしも悪いとばかりは言えない部分があるようです。

たとえば、「どことはっきり言うことはできないが、なんとなく調子が悪い」というようなとき、あるいは「この場所にいると気分が悪くなるのを感じる」「用事があるのだけれど、どうしても予定の飛行機に乗りたくない」など、いわゆる〝第六感〟〝虫の知らせ〟と呼ばれるタイプの直感は大切にすべきで、原因不明の調子の悪さは思わぬ病気の前触れだったり、「気分の悪い」場所や「気の進まない」飛行機は事件や火災、事故などの予兆であることが少なくありません。これらはいずれも、悪い情報としての「気」（134ページ参照）を自分自身気づかぬままに察知しているのであり、本能的に正しい分析を行い、正しい行動へつなげることができます。

ただ、直感や勘にもプラス思考の側面があることを忘れてはいけません。いわゆるギャンブラーの勘のようなものは「次はツキが回ってくるに違いない」などという願望が、火花のように散っているだけの「妄想」にすぎません。日常における「ちょっと危なそうだけど、ま……大丈夫でしょ」という何げない判断も、その意味でプラス思考以外の何ものでもないのです。

このように思考のあり方を見てきたとき、どのような考え方を大切にすべきかは、おのずとおわかりのはず。すなわちプラス思考＝妄想を遠ざけ、正しく分析と判断をし、正しい行動＝「プラス行動」（35ページ参照）をとるようにすれば、不幸や病気に見舞われることなく、健やかで幸せな日々を送ることができます。

常識としての「プラス思考」の限界を見極める

「プラス思考」を脱却するには、これまでの自分が「よかれ」と妄信してきた常識を冷静に分析し、そこに隠れた問題点を正しく見極めることにあります。西洋医学、運動、栄養、メンタルの常識の間違いについて、考えてみましょう。

まずは、医療についてです。

私の気功院には、医療を職業とされる専門医の方も患者さんとして多数おいでになりますが、そろって口にされるのが西洋医学の行き詰まりです。日々のお仕事のなかで痛感されているのでしょう、皆さんが「今の医学は限界にきている」とおっしゃいます。

たとえば現代医学では、現在、病死のなかでも最大の割合を占めるガンがなぜ起こるか、きちんと説明できません。ほかの病気についても同様で、突き詰めていけばほとんどわかっていないというのが実状なのだそうです。

西洋医学の良い点は、検査結果を誰が見ても分かるように可視化できることです。それはそれで、中医学にはない現代医学の長所です。

ただ、検査機器により、病気になった部位の症状はわかっても、なぜその病気が特定の患者さんに起きたのか？　そうした因果関係については答えることができません。同じような生活を送り、同じような食事をしていても、かかる病気は人それぞれですので、ガンが発見された患者さんは「なぜ私だけが？」という思いにかられて当然です。

その場合、具体的な治療も大切ですが、「なぜ私は病気になったのか？」という問いにきちんと答えない限り、不安は取り除けず、ひいては根治にもつながりません。治療の方法にしたところで、ガンの患部すなわち悪い部分だけを薬や放射線で弱らせ、あるいは手術で切り取りさえすれば問題はなくなるはずだという考え方には、先に述べたように明らかな限界があります（ほかの病気についても同様です）。そんな状況では、たとえ間違っていると感じたところで、患者さんは「プラス思考」にすがるほかないでしょう。

西洋医学の限界、それはあまりにも専門化・細分化しすぎたところにあると思います。その結果、患部だけに集中しすぎて、患者さんの体を全体として診ることができなくなってしまったのです。外科だけをとっても、循環器外科、脳神経外科、消化器外科、整形外科、形成外科……とじつにさまざまで、内科の分類も循環器、消化器、呼吸器など数多く、このほか眼科、耳鼻咽喉科、皮膚科、産婦人科、精神科と診療科が多岐に及ぶのですから大変です。

末端の事柄を追究していくにつれ、お医者さんはそれぞれが専門とする患部だけを診るのに精一杯となり、体全体のつながりや本来の生命力といったものに思いが及ばず、「心臓は治せたけれどほかの臓器はやられっぱなし」、などということになってしまいます。それでも、「西洋医学による治療がすべて」という妄想にとらわれた人は、「これは一時的に悪くなったように見えるだけで、じつは好転反応なのだ」などと現実を無視した解釈を続け、間違った治療をやめようとしません。

一方、私の専門である気功や中医学の治療では、何よりも体全体のバランスを考えます。そのために、患者さんの体を詳しく診るのはもちろん、生活環境や暮らしぶり、性格、行動、習性、習慣まで、治療にかかわる情報はすべて聞き逃しません。そのうえで、特定の患部だけでなく身体全体のバランスを考えて、施術を行っていきます。

間違ったスポーツ習慣と栄養学が招く害

続いては、スポーツと栄養にまつわる「プラス思考」の限界です。体の健康のために運動をよしとし、摂取する栄養を細かく考えることを無条件に善とする考え方は、今や世界的な常識とさえ言えます。

もちろん、スポーツを行うことの効用はたくさんあり、私もまったく否定しませんが、その方法や場所について間違えると、かえって体を弱めたり、病気の原因となる恐れがなきにしもあらず（１４７ページ参照）。先ほどあげたジョギングやゴルフ中の突然死などは、気功師の目から見れば不思議でも何でもありません。

そもそも、単純に筋肉をきたえるトレーニングで病気が防げるかというと、私自身は否定的に考えています。自然界を見渡してみても、筋骨隆々の野生動物などはどこにもいないでしょう？　にもかかわらず、高い木のうえや岩場から飛び降りたり、猛スピードで草原を走っても、骨折や腱の断裂などは絶対に起こしません。「さあ、運動をしよう」と準備体操をしているうちにアキレス腱がブツリ！　などというのは人間だけの話です。

自然のなかで生きる動物は、いつも太陽の光を浴び、そのエネルギーをぞんぶんに使って生活しています。同じように、人間の体にもまず必要なのは太陽の光（と、そこから得られる陽の気、144ページ参照）です。実際、私の気功院に通う80代の女性は、日の出とともに太陽の光を浴びる習慣を長く続けることで骨密度を上げ、骨粗鬆症《こつそしょうしょう》になる気配さえありません。夜も遅い時間に屋内のジムで黙々とウエイト・トレーニングを行うより、じつはそちらのほうがずっと健康的で体にとっても正しいやり方と言えるでしょう。

栄養の面については第3章で取り上げるため、ここでは詳しくは述べませんが、こちらも単に栄養素の足し算や引き算をもってよしとする現代の栄養学には、おおいに疑問があります。人間の生命はそれほど単純ではなく、そうした考えではそれぞれ必要な分量をクリアしたとしても、それが必ず健康につながるとは限りません。

たとえば、思い当たる理由もなく腎臓が弱っている方に話をうかがってみると、栄養補給のため、さまざまなサプリメントを摂る生活を続けている、という場合がよくあります。人類には、自然の食べ物から栄養を取り込むために消化器官を進化させ、体を育ててきた長い歴史があり、これに反する食生活を続けることはけっしてよいことではないのです。サプリメントを摂れば、足りない栄養素を効率よく摂れると考えられていますが、私はそうは思いません。

例えば貧血の人が鉄分不足を、サプリメントで補おうとする例を考えてみましょう。鉄分自体が体に足りないので問題だと認識することは正しいでしょう。しかし、足りない原因を考えずにサプリメントで補えばいいと考えるのは意味がありません。貧血の人の多くは鉄分を摂っても吸収できず排出してしまいます。ですから、鉄分を多く摂っても血に変換することができず貧血は治りません。

もうひとつ、問題があります。それはサプリメントから摂った栄養素と自然な食べ物から摂った栄養素は同じ栄養素であっても違いがあることです。

サプリメントを高温高圧、あるいは低温低圧で抽出して作った場合は、自然物から抽出したサプリメントであっても、化学物質から抽出したものと変わりません。なぜならば、科学的な方法で抽出する過程で生命力が失われてしまうからです。

私たちは食べ物から栄養素を摂っているだけではなく、いっしょに生命力を取り入れているのです。人間の体は生命力を含んだ自然物を食べるようにできています。自然物を摂っている限りは、一つの栄養素を摂り過ぎたとしても、体内でバランスをとって不要な分を排出することができますが、サプリメントの場合、それがうまく働かない場合があります。ですから、サプリメントで生命力のない栄養素を摂ると体内で分解できず、腎臓結石、肝臓結石になるリスクがあるのです。

このように、足りない栄養素をサプリメントで補おうとするのは、「その栄養素が足りなくなっている根本的な原因を解消していない」、「生命力が入っていない人工物を摂ることによる弊害」という2つの問題があるということです。

といって、自然のものばかりを多く摂ればそれでよいと安直に考えるのも、これまた「プラス思考」。私の知っている患者さんの例で、血中コレステロール値が高いからと昆布や海藻類ばかりを大量に食べる生活を送ってきたという方がおられましたが、それではヨードばかりを過剰に摂取することになり、悪くすると甲状腺ホルモンの異常分泌などの病気になる恐れもあります。

鬱病や自殺者の増加も「プラス思考」が原因だった

メンタル面における「プラス思考」については、あらためて言うまでもないでしょう。日本では健康問題や経済的な要因がもとで、2万5000人近い方が自殺をしていますが、皆さんに共通しているのは「プラス思考」で成功を信じ、真面目に努力をしてきた〝よい人〟であるという点。しかしながら、自分にとってよい解釈のみを信じ、それ以外を想定しないプラス思考の場合、ひとたび挫折すると行き場がなくなるのが問題です。

結果、鬱病などの精神的な病になって自ら死を選ばれる……すなわち、逆の意味のプラス思考（＝マイナスの考え）にとらわれた状態で、ここでも妄想は不幸を招く大きな原因になっています。最近はビジネス・パーソンの皆さんに対し、ますます「頭で考える」ことが奨励されていると聞きますが、脳の疲労は頭部の〝気〟の流れを悪くするとともに、経絡における重要ポイントの脾臓を疲れさせる点が心配です。中医学では臓器と感情の間に密接な結びつきがあるとしており、恐れや不安の気持ちを処理する腎臓の疲労は鬱病や不安神経症へとつながりかねません（182ページ参照）。

一方、メンタル・ヘルスの面ではしばしば、ストレスとどう向き合うかが重要なポイントとされ、その解消には、趣味に熱中したり、美味しいものを食べたり、スポーツで体を動かすのがよしとされます。が、それでもある日、昨日まで普通に生きていた人がポキッと折れるように自殺をしてしまう。これは、一般に正しいとされるストレス解消のやり方が、間違っている（＝「プラス思考」に陥っている）からではないでしょうか？

ストレスは、たとえて言えば「ふくらんだ風船に指先を押し当てた状態」であり、風船にとっては指による圧迫こそがストレスです。本来、風船をへこませている指をどうにかすべきところを、趣味やスポーツに熱中しても真のストレス解消にはなりません。

ストレスの原因は、やはり先にあげた「気」の流れ（経絡）のつまりにあります。それを理解しないままでは、何をやってもしょせんごまかし——それどころか、無理な運動が経絡のつまった部分にダメージを与え、かえって悪い結果を引き起こすことにもなりかねないでしょう。事実、通勤途上のビジネス・パーソンを襲う心筋梗塞や脳卒中による突然死は、こうした原因がかくれているケースがとても多いのです。

ストレスを根源的に取り除くには、小手先のごまかしをやめ、自分の体の「気」の滞り（それ自体、何らかのストレスが生み出している可能性があります）を解消すること。そのためにも、正しい知識をもって、きちんとこれに対処する必要があります。

「プラス思考」をやめ、正しい「プラス行動」を

「プラス思考」の限界、その問題点について、具体的に見てきました。

では、そこから逃れ、正しい道をとるにはどうしたらよいのでしょうか？　私はここで、皆さんに「プラス行動」という、もうひとつの対処法をご提案したいと思います。

「プラス思考」と「プラス行動」――両者は言葉としては似ていますが、その中身、もたらす結果は大きく異なります。

すでにお話ししたとおり、「プラス思考」は現実を直視せず、打算や期待を込めてよい方向にばかり〝皮算用〟する態度です。一方、正しい「プラス行動」では、その場の状況に寄り添い、よい方向に向かうために今できる努力を、実際の行動でしめす点に大きな違いがあります（図3）。

現実と接点をもたないままの「プラス思考」に対し、あくまで現実、しかも最善の結果を求めるのが「プラス行動」ということもできるでしょう。状況に即した転換が難しい

図3　プラス思考とプラス行動の違い

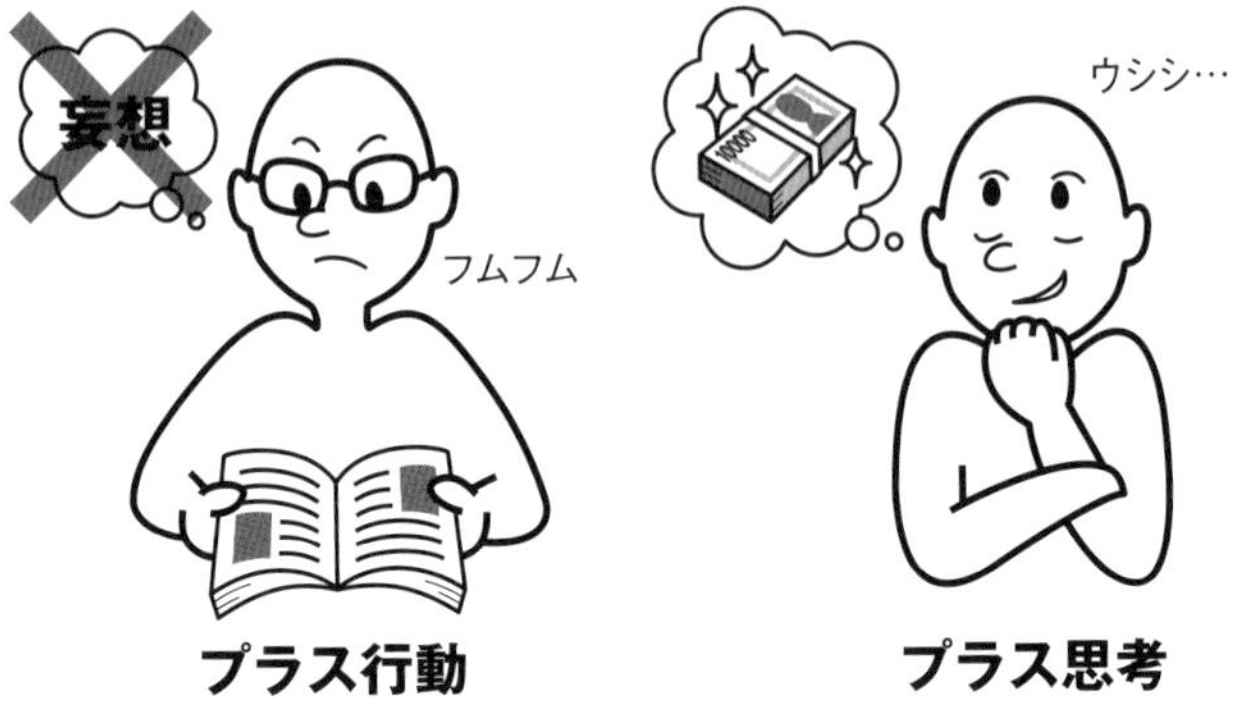

皮算用のプラス思考を捨て、調べて比べて判断するプラス行動を

「プラス思考」に比べ、間違った思い込みや、過剰な偏りのない「プラス行動」は、ニュートラルな状態で物事を判断でき、問題が発生したときもすぐに正しく軌道修正ができます。

実は、私が正しい「プラス行動」を発想した原点は、中国の『漢書』という古い史書に書かれた「実事求是」という言葉にあります。これは「正しいものは正しく、間違っているものは間違っている、だから事実に基づいた判断が大切なのだ」という、ある意味いたって当たり前の教えです。

つまり、人間の思考にはプラスもマイナスもあってはならず、あるのは事実の判断だけ。正しい思考とは「物事を調べて、比べて、判断する」ことによってのみ可能になるのであって、プラス（あるいはマイナス）に解釈する必要などないのだというのです。

ならば、「実事求是」が求める「調べて、比べて、判断する」には、何を基準にすればよいのか？　私はそれを自分自身の専門である中医学、その根本理論である『黄帝内経《こうていだいけい》』という書物に求めました。そして、ここから学んだ膨大な理論を再構築し、健やかで幸福な人生のための「哲学」、正しい行動を起こすうえで〝導きの糸〟となる大切な原理を組み立てたのです。

今、私は「哲学」という言葉を使いました。それは、「哲学」がもつ汎用性の高い（応用範囲の広い）ものの見方が、ともすれば偏りがちな「プラス思考」の弊害を取り除くうえで、何より有効と考えたからにほかなりません。

たとえば、先にふれたとおり、現代の西洋医学には病気が起こるメカニズムは見つけられても、なぜ特定の病気になるのかの原因は説明できないという限界があります。それに対し、幅広い見方と応用のきく「哲学」的な視点には、そうした限界を突き破るしなやかさと力が秘められているのです。

中医学では、病気はほかでもない自分の体で起きたこと――いわば、自分自身が病気をつくったと考えます。自分に原因があるなら、それを自分で取り除き、治療するのがベストのはず。その意味で、気功の施術や漢方、そして本来なら西洋医学も、他人から助けてもらう手段であり、病気を治すひとつのきっかけにすぎません。こうした考えは、まさに「哲学」そのものであり、この本ではこれを「プラス行動」のための基準にしようというわけです。

中医学、わけても気功がもつ幅広い効果と「哲学」としての深み、それは長年にわたり研究と実践を行ってきた私には、誰よりよくわかっています。西洋医学に代表される考え方を否定するのではなく、カウンターないしもうひとつの思考法としての中医学によって補完する。それこそが正しい「プラス行動」の眼目、「プラス思考」を乗り越えるための早道です。

次章からはいよいよ、その哲学・原理の豊かな森へと分け入っていくことにしましょう。

第2章

「プラス思考」と戦う「天・地・人」の哲学　その①

天＝時間＝太陽の運行を意識する

プラス行動の基準となる「万能の哲学」

前章では、ガンをはじめとする病気やさまざまな不幸、トラブルが〝プラス思考という名の妄想〟によって引き起こされること、そうした妄想はとりわけ本人が「よかれ」と信じ込んでいる場合に最悪の結果を招きかねない、という点についてお話をいたしました。一方、いわゆる〝マイナス思考〟に基づく態度もまた、逆の意味の（「悪しかれ」と信じ込む）妄想であり、これら誤った思考法にとらわれないためには、自分自身で正しく調べて、比べて、判断したうえでとる〝プラス行動〟こそが大切だと言えます。

でも、この〝プラス行動〟、実際にやってみようとしても最初のうちは、なかなか簡単ではないかもしれません。というのも、これまで皆さんはほかから入った情報を次々に信じ込み、それに「よかれ」と振り回される、いわば〝妄想習慣〟が当たり前になっているためで、これをあらためるには、ご自分の内側にしっかりとした基準——調べて、比べて、判断するための手引をもつ必要があります。

そこで、本章では皆さんにこうした〝プラス行動〟のための基準となる「コンパス」をおもちいただくことにしましょう。もちろん、コンパスといっても目に見える道具ではありません。それは、皆さんおひとりおひとりの頭のなかにあって、自由に使いこなすことのできる真の智慧《ちえ》であり、健康で幸せな毎日に不可欠な「哲学」と呼ぶべきもの。正しい行動を起こすうえで、これを導くガイドとなる大切な原理です。

「哲学」というと、「なんだか難しそう」「〇〇主義とか、学校で聞いたことはあるけれどチンプンカンプンだったし」「本当に日々の幸せの役に立つの？」そんなふうに思われるかもしれませんが、ちょっと待ってください。ここでご紹介する哲学は、どなたにも簡単に理解ができ（基本の原理は、たった3つです！）、一度わかってしまえば生涯忘れることなく、必要なときにいつでも使えるすぐれもの。身に付けることで、思わぬ大病を未然に防いだり、病気になった場合もこれを正しく治癒へ導いたり、さらには病気以外の不幸やトラブルにも上手に対処できるようになる――そんな、「簡単明瞭」かつ「万能」の哲学です。

間違った「哲学」こそプラス思考のもと

そもそも、これまで皆さんが読んだり聞いたりしてこられた「哲学」は、なぜ難しいうえに、日々の暮らしでは役に立たない（ことが多い）のでしょうか？
古くギリシア時代から今日にいたるまで、さまざまな哲学者が異なる考えを伝えてきましたが、人によって答えがまるで違ってしまうようでは、ややこしく難しいばかりで、まるで身に付きませんし、時代が進むほどに〇〇主義や××主義、△△主義と、いたずらに主張だけが増えていくことになります。それでは哲学といっても、ひとつの〝情報〟や〝知識〟となんら変わるところはなく、とどのつまりは信じるか、信じないかに左右される新たな〝妄想〟を再生産するばかりです。

私自身、これまでにもそうした哲学的情報や哲学知識人に数多く出会ってきましたが、そのいずれもがプラス思考の原因となる妄想……そう呼ぶのが悪ければ、現実に即さない人生上の〝言い訳〟としか思えませんでした。そういう役に立たないものに振り回され、自ら正しく考えない態度は、結局のところ皆さんをプラス思考へとしばりつけ、けっして幸せにはしないでしょう。

仮にも「哲学」を名乗る以上、人によってわかったりわからなかったり、実人生に役立たないようでは意味がない。私がこの本でご紹介するのは、もちろんそんなあやふやなものではありません。

それは――どなたにもたやすく納得がいき、理解ができ、すぐに自分のものにすることができます。

それは――たんに情報や知識を〝信じる〟のではなく、皆さんの〝考え方〟そのものを変え、正しい行動へと導きます。

それは――妄想とプラス思考を排し、年齢や性別、はては国籍や人種にさえかかわりなく、身に付けた皆さんすべての健康と幸せに役立ちます。

従来「哲学」と呼ばれてきたものは、そのほとんどがいわば「木を見て森を見ず」の、せまい視野にとどまるものでした。ここでお教えするのは、森全体を見渡せるとともに、木々の一本一本はこれまで以上に鮮やかに、さらに森を支える土やとりかこむ空気さえ自在にとらえることのできる融通無碍《ゆうづうむげ》なものの考え方、真の意味の「哲学」なのです。

健康で幸せな人生のための「天・地・人」の原理

この本で皆さんに身に付けていただきたい、健やかで幸福な人生のための「万能哲学」。

それは……

天地人

という、わずか3つの言葉であらわすことができます。もちろん、これだけではわかりづらいと思いますので、次にもう少し詳しく表現してみましょう。

すなわち……

天＝時間＝太陽の運行を意識する　〜「陰陽」の原理

地＝場所＝与えられた環境にそって生きる　〜「五行」の原理

人＝健康＝心身の状態を正しく把握する　〜「気」の原理

簡単すぎて驚かれたでしょうか？　でも、本当にこの3つだけ。皆さんはこの3つの原理を自分のものにし、判断の基準、考え方のおおもとにしていただけばよいのです。

そして、その際には——

天・地・人のそれぞれが、たがいに深くかかわりあっていること

天・地・人の正しいバランスが、「中庸」を生み出すこと

という2つの点を、常に意識するようにしてください。そうすれば、プラス思考にとらわれることはなくなり、いつ、どんな場合にも正しい行動＝プラス行動を起こす心身の準備がおのずから整います。

ここではまず、3つの原理それぞれを説明するのに先立って、天・地・人のかかわりと、その正しいバランスにより生まれる「中庸」についてふれておきましょう。

「天・地・人の哲学」――それは、はるか6000年前から脈々と続く中国は巫《ふ》の時代から「道教」の教え、とりわけ「陰陽五行」という考え方にその源流があります。道教は、中国では儒教や仏教より古い時代に生まれた思想で、その根本にあるのは宇宙や自然と人間の根源的な調和。なかでも中心をなす「陰陽」と「五行」は、紀元前770～同220年代にかけての「春秋戦国時代」までに体系化が進み、中国最古の中医（中国医学のこと）書である『黄帝内経《こうていだいけい》』としてまとめられました（陰陽については55ページ、五行については78ページをそれぞれ参照）。

それによると、宇宙・自然のすべては陰陽と五行の絶妙なバランスと変化に基づいており、私たち人間もそれに深くかかわっている。「天・地・人の哲学」においておのおのの関係を重視するのも、こうした考えに基づいてのことです。

現代人はしばしば、人間と自然はそれぞれ独立した存在で、自分たちが自然を思うよう

図4　天・地・人の正しいバランス

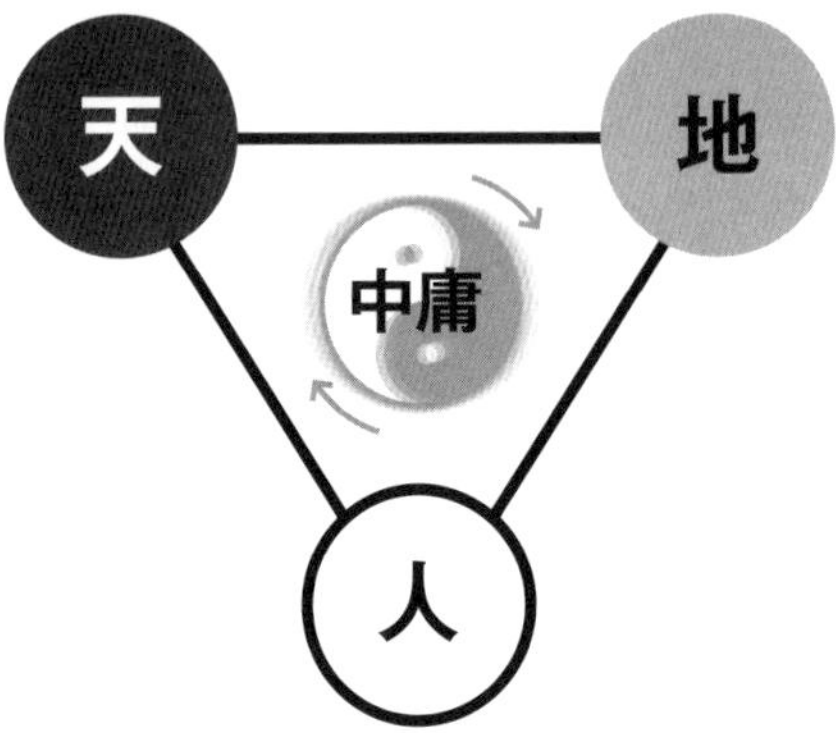

たがいにかかわりあう天・地・人の正しいバランスがプラス行動の基本

にコントロールできると考えがちですが、そんなことはありません。これも『黄帝内経』にある「天人合一」と「天心相応」――すなわち、宇宙・自然は人間が生まれる前からもともとあったものであり、人間もまたその一部として取り囲む自然の変化の影響を常に受けています。

「中庸」とは、まさにそうした自然の影響下にあって、心と体のベストなバランスがとれているということ。多すぎず少なすぎず、左でもなく右でもない……この円満な状態こそ健康と幸福の土台であり、これが崩れることで人は病気や不幸に見舞われるのです。

ただし、ここでいう中庸は、たんに〝足して2で割る〟とか〝真ん中〟あるいは〝平均〟ではないという点に要注意！　そのあり方は自然と人間、すなわち天・地・人や「陰陽」「五行」「五臓六腑」など数多い要素とのかかわりで常に変わります。当然、正しいバランスをとって中庸を得るには、そのつど変化に合わせた微妙なチューニングが必要になる——それこそが、正しい「プラス行動」であり、「こうすればよい！」というむやみな思い込み、プラス思考に基づく〝妄想〟ではけっして中庸（調和）を得ることはできません。

自然と人間の深いかかわりのなか、常に変わりゆくそれぞれの関係において、心と体の円満なバランス、「中庸」をめざすこと。それこそがプラス行動の基本であり、「天・地・人の哲学」はまさにその基準となる原理なのです（図4）。

「天・地・人」で本来の生存能力を回復する

健やかで幸福な人生を送るための哲学——「天・地・人」の原理、それは『黄帝内経』に盛り込まれた思想に多くのインスピレーションを得ています。

『黄帝内経』が成立したのはおよそ2600年前、世界的にも最古の医学書とも言われていますが、その内容は当時の最先端の知見を集大成したもので、現在の視点から見てもまったく古びておりません。否、今またもっとも進歩的な考えとして、あらためて注目される価値があると私自身は確信しています。それは『黄帝内経』の考え方が、今日いたるところで限界にぶつかりつつある西洋医学（およびその基礎である自然科学万能主義）に対する最良のカウンターとして、その誤りを正し、未来へ向けて更新していくための導きの糸になっていると考えるからです。

そもそも『黄帝内経』の「黄帝」とは、中国の伝説的な人物で、最初の帝と言われています。幼少のころから大人顔負けに言葉を解し、長じてからは人々に自分の考えを巧みに伝えたという生まれながらの天才で、帝となってからは中国で初めて医療に関する経験と知識、さらには農業や薬草に関する教えを体系化――『黄帝内経』こそはその聖典というべき存在にほかなりません。

なかでも、次の2つの考え方は全体をつらぬく根本的な思想として、最初に理解しておく必要があります。

●生まれもっている能力を最大限に生かすことこそ、健康への最高の早道である

●病気はかかってから治すよりも、未病のうちに治すことが大切である

このうち、前者は『黄帝内経』のなかにかかげられた、黄帝自身の問いかけにも明らかです。

上古之人春秋皆度百岁而动作不衰　今时之人年半百而动作皆衰

「昔の人は寿命をまっとうして100歳まで生きたというのに、最近の人はなぜ50歳くらいまでしか生きられないのだろう」

現代に生きる皆さんから見れば、栄養事情も悪く、今日のような医療設備も整っていない古代の中国で、このような問いを発すること自体、ナンセンスに思えるかもしれません。しかし、この言葉にはいささかの誇張もなく、「人間の本来の能力からすれば、100歳まで生きて当たり前ではないか？」という疑問を真剣に突きつけているのです。

『黄帝内経』では病気やそれによる死の原因が、何より「人間が自然の摂理を踏みはずしている」点にあるとしています。

すなわち——酒を飲みすぎ、暴食をし、度を越した快楽にふけるなど、欲望のままに行動することが、やがては当人の心身をむしばみ、病気を招き、死にいたる。シンプルではありますが、大変に示唆に富んだ考え方と言えるでしょう。これについては、ガンをはじめ、現代における病死原因で最も多い心疾患や脳卒中、さらには多くの合併症でＱＯＬ（Quality Of Life、生活の質）を著しく低下させる糖尿病など、21世紀に生きる皆さんもけっして逃れることのできない生活習慣病のことを考えても、ただうなずくしかないと思います。

『黄帝内経』では、これらに加えて当時すでに社会に蔓延《まんえん》していた、社会的なストレスや人と人が相争う競争社会なども、人間本来の生存能力をそこなうものと指摘。そうしたリスクを避けるうえでも、自然の定める大きな摂理に従う生活が肝要であるとしめしていますが、それこそまさに本書がかかげる「天・地・人」の原理の根本と言えるでしょう。

心身のバランスを正し、病気を未病のうちに治す

「天・地・人」の原理の源である『黄帝内経』において、もうひとつ重要なのが「聖人不治已病治未病」、すなわち「賢い人は病気になってから治すのではなく、未病のうちに治す」という考え方です。

要は「未だ病気になっていない＝未病」という段階で治療することこそ、本来の医療のあり方だというのですが、そもそも発症していない病気をどうやって治すというのでしょうか？　じつはここにこそ、『黄帝内経』のすぐれた点があります。

『黄帝内経』では、病気になったときの対処法も豊富に盛り込まれていますが、それよりも重視されているのが、平生から病気をみだりに招かないためのバランスのとれた体をつくるという発想です。

ここで言う体のバランスとは、現代医学などで重視される具体的な検査データや数値の崩れなどではありません。実際、皆さんも振り返ってみて、どことなく体調が悪いにもかかわらず、病院の検査ではレントゲンでも血液検査でも〝これ〟といった問題が見つからないという経験をされたことがおありかと思います。

たとえば、咳《せき》が少しばかり出ても熱はなく、食欲がわかず、体がなんとなくだるい……そんなとき、今の医療では病気と認定されないものです。それに対し『黄帝内経』を源泉とする中医の診察は、咳の音や痰《たん》の色、脈や舌などを診ることで体内の臓器（五臓など）のどこが弱っているかを正しく見立て、本格的な病気になる前にその回復をはかっていくことができます。

これはつまり、中医においては体の微妙なバランスの崩れを、たんなる数値を超えたところで把握する発想が、『黄帝内経』の昔から綿々と生き続けているということです。ここで、数値にあらわれないバランスとは——先にあげた「中庸」の状態へと向かい、皆さんの体（と心）のうちで絶えずうつろい続ける「陰陽」や「五行」のバランスにほかなりません。

その意味で、これらの崩れもまた心身と宇宙の関係、すなわち「天・地・人」それぞれのかかわりに基づいて瞬間瞬間に決まるデリケートなもの。未病のうちに病を治すという『黄帝内経』の思想は、ここでも私たちに貴重なインスピレーションを与えてくれます。

このように「天・地・人」の原理と、その源である『黄帝内経』の思想は、特別に難しい考え方ではなく、その実践にあたっても、正しく理解をすれば今日からすぐに始められるはずのもの。しかしその一方、簡単であればあるほど、常日頃の悪しき固定観念や妄想にはばまれて、身に付けるのは難しいという面もあります。

皆さんには、そうした「プラス思考」を今こそリセットして、自然の摂理、人間が本来もっているはずの能力に沿った正しい「プラス行動」をとっていただきたい。そのためにも、まずはこれからご紹介する「天・地・人」それぞれの原理をしっかりとご自分のものにしてください。

生老病死すべてに影響する「天＝時間」の原理

では、いよいよ「天・地・人」３つの原理、そのひとつひとつについて詳しく見ていくことにいたしましょう。

最初は**〈天＝時間＝太陽の運行を意識する　〜「陰陽」の原理〉**です。

『黄帝内経』をはじめとする中医学には、養生とは「因天之序」（自然の流れに従って生きること）という考え方があります。とりわけ、宇宙・自然のもとに生まれ、その見えない影響を常に受ける人間にとって、〝時の流れ〟すなわち時間的制約の影響が大きいことは、言うまでもありません。

時間とは、はるか古代の人々が空を見上げ、日の出や日没が日々少しずつ変わること、あるいは頭上の太陽の高さが周期的に変化すること、さらに夜空の月の満ち欠けや星の動きなどをもとに〝発見〟したもの。日の出と日没は「一日」を、太陽の高さの変化は「一年」を、月の形や星の位置からは「一ヵ月」や「四季」の概念が生まれました。

すなわち、それは〝天〟からの啓示であり、〝太陽の運行〟がつかさどる終わることなき営みであり、1分が60秒、1時間は60分、1日が24時間で1年が365日という、宇宙開闢《かいびゃく》以来一瞬たりとも止まることのないその流れは、今この瞬間も皆さんの心と体を刻々と変化させ、運命を左右しています。

その意味で、人間は誰もが生まれたときから滔々《とうとう》たる時間の大河のなかを泳ぎ、死ぬまで流されていると言ってもよいでしょう。「オギャア」と誕生した赤ん坊は、やがて言葉を身に付け、歩くことを覚え、成長し、自らが親となる者は子を育て、少しずつ老い、寿命が尽きて死んでいく……そこからは、何人といえども自由であることができません。

実際、人が生涯で出会う悩み、苦しみはしばしば「生老病死」という言葉であらわされますが、ここで言う〝生まれること（生きること）〟〝老いること〟〝病気になること〟〝死ぬこと〟はすべて、なんらかのかたちで時間に左右される要素ばかり。まさに〝天＝時間＝太陽の運行〟こそは、皆さんが自らの健康と幸福を考えるうえで、第一義に考えるべき原理なのです。

それではなぜ、〝天＝時間〟はこれほど大きな影響を与えるのでしょう？

じつは、「天・地・人の哲学」のもととなる古代中国の医書『黄帝内経』に照らした場合、〝時間〟とは〝陰陽の変化〟として見ることができます。

前にもちょっとふれた「陰陽」は、「五行」とともに古代、春秋戦国時代に体系化された中国人の宇宙観、生命観の基礎となる重要な考え方であり、その根本は――

●物事はすべて〝陰〟と〝陽〟の2つの面に分けることができる

●〝陰〟と〝陽〟は常にうつろい、変化し続けている

という点にあります。

すなわち、これら〝陰〟と〝陽〟の変化こそが〝時間〟であり、逆に言えば〝時間〟の流れによって〝陰〟と〝陽〟はうつろうもの、ととらえられているのです。

「天＝時間」の原理がつかさどる〝陰と陽の変化〟

物事の2つの面というと、皆さんが思い浮かべるのは「表と裏」「プラスとマイナス」「前と後」「明と暗」といったものではないでしょうか。一方、「陰陽」の原理をつくりあげた古代中国の人々も、同じように身のまわりを観察するなかで、万物には両面があり、その両面があって初めて成り立っていることに気づきました。

この場合、2つの違いは絶対的ではなく、刻々と変わりゆくものと考えられています

図5　人の体と自然環境における陰陽の分類

抽象的な「陰陽」

万物は陰陽の2つの面でバランスで成り立つ

陰	静的	消極的	受動的	女性的	肉体的
陽	動的	積極的	能動的	男性的	精神的

陰	内	寒	裏	重	前	右	深	濁	湿	柔	暗	死	霊
陽	外	熱	表	軽	後	左	浅	清	乾	剛	明	生	神

自然界の「陰陽」

陰	地	月	夜	北と西	秋と冬	日陰	水
陽	天	太陽	昼	南と東	春と夏	日向	火

が、あえて比べた場合、「陰」はどちらかというと物質的で、固まりゆくエネルギーであり、ゆっくりとした、冷たい性質。一方の「陽」はといえば、どちらかというと非物質的で、動きのあるエネルギーであり、スピーディーで、温かい傾向があるといえます。

何より、この考え方がすぐれているのは、これら2つの面を「常にうつろい、変化し続けるもの」としてとらえたこと。すなわち「けっして変わることのない、固定したもの」と見なさなかった点にあるでしょう。

すなわち、夜（陰）は朝を迎えて昼（陽）となり、日没とともに再び夜になる。寒い冬（陰）は春の芽吹きを経て夏（陽）を迎え、落葉の秋ののちにまた冬がめぐってきます。生き物にしても同じこと……種（陰）から芽を出して花（陽）をつけた植物が、枯れて倒れたのちに種を残すように、生まれた赤ん坊（陽）は大人になり、老いて（陰）死ぬ代わりに新たな生命を生み育てるのです。

陰陽のうつろいはまた、皆さんの心や体にも大きな影響をおよぼしています。

たとえば、陰陽で見た場合に男性は陽、女性は陰とされますが、男性でも女性ホルモンが多いとその内部に陰が存在し、逆に女性でも男性ホルモンが多い場合は内部に陽が存在します。これについては、年齢によるホルモンの分泌の変化と、それに伴う女性の更年期障害などに深いかかわりをもつのは間違いありません。

一方、感情の面では「怒り」や「喜び」は陽、「恐れ」や「悲しみ」は陰とされており（140ページ参照）、「いま泣いたカラスが、もう笑った」というような変化は、まさに瞬間瞬間を陰陽が左右する心模様そのものと言えるでしょう（図5）。

このように、陰陽の変化こそはまさしく時間の賜物であり、時の流れはまた絶えざる陰陽のうつろいを導いている――そこで重要になるのが、陰と陽のバランスです。

皆さんは「太極図」（図6上）というシンボルをご存じでしょうか？

白黒の勾玉《まがたま》を組み合わせたようなこの図は、『黄帝内経』を生んだ「道教」のシンボルであり、「陰陽」のうつろいと変化を象徴したもの。黒い部分は「陰」をあらわし、白い部分は「陽」をあらわして、陰が極まれば陽に変わり、陽が極まれば陰へと変わるという、永遠の繰り返しを表現しています。

この場合、太極図の黒（陰）と白（陽）、それぞれの領域が直線によってクッキリ半分に分けられることがないように、あらゆる「陰陽」は常にうつろい、変化するなかでバランスをとっているということを忘れてはなりません。仮に、そのバランスが崩れてしまうと、すべては黒白の安定が失われた太極図（図6下）のように不安定で不穏な状態となり、さまざまな問題が生じます。

そもそも陰と陽の変わり目、うつろいゆく境界線はその変化の度合いが激しいだけに、そこにはさまざまな影響があらわれるもの。その典型が、季節と季節の節目にあたるタイミングで、とりわけ寒い冬（陰）からポカポカと暖かい春（陽）、暑い夏（陽）からヒンヤリ涼しい秋（陰）へと変わる時期は、どことなく体調が悪くなったり、風邪をひく人も多くなります。

そのため『黄帝内経』では、春を「陰の旺盛から陽の旺盛に次第に変わる時期」とし、秋は逆に「陽の旺盛から陰の旺盛に次第に変わる時期」と位置付け、それに即した「養生」

図6　太極図のバランスがとれた状態と崩れた状態

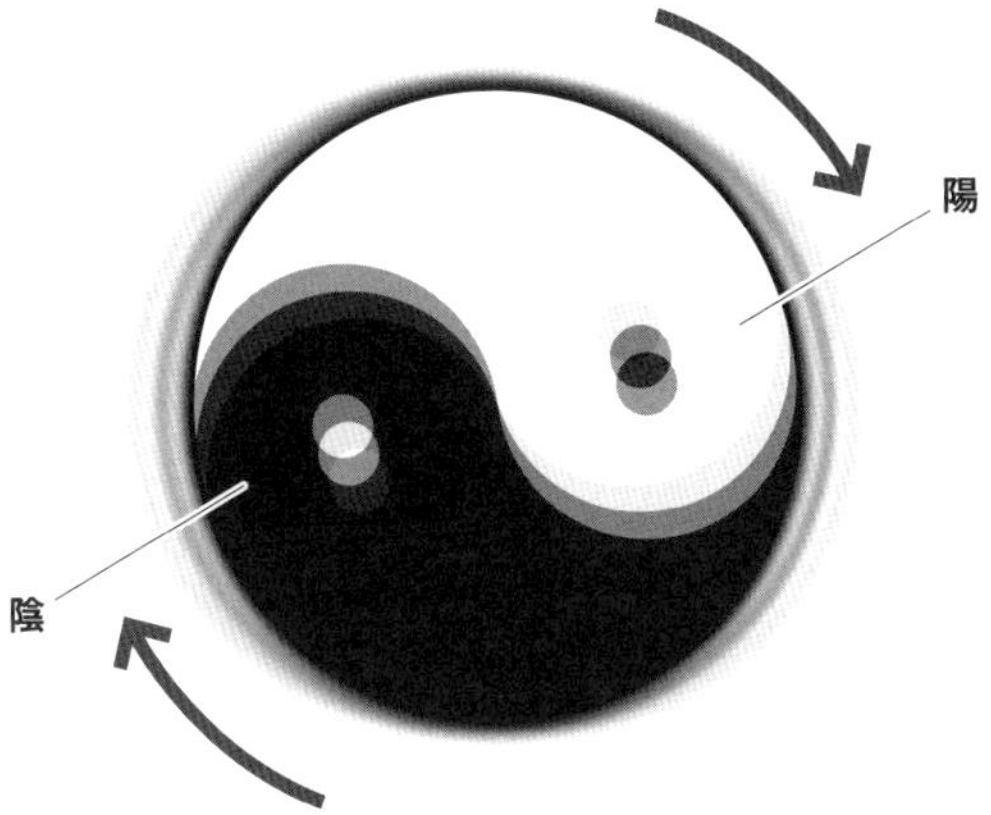

陰陽のバランスがとれた状態

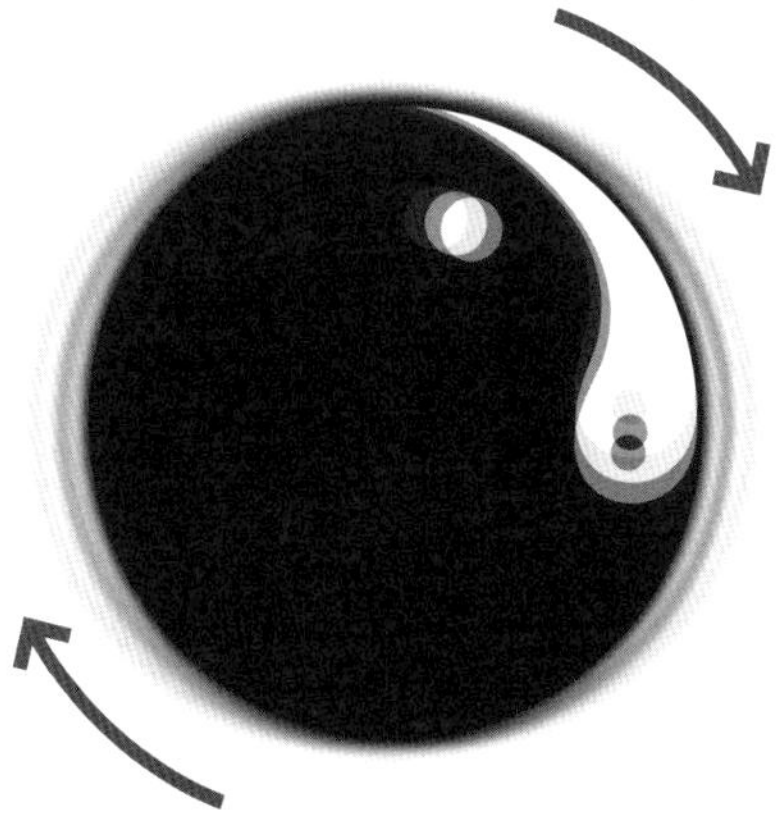

陰陽のバランスが崩れた状態

陰と陽のバランスが崩れると不安定な状態になる

を重視。日本でも特に冬から春の変わり目を「節分」とし、鬼（病気のもととなる邪気）をはらう豆まきの習慣が古くから行われてきました。

人工的環境が陰陽のバランスを崩している

しかしながら、現代ではむしろこうした陰陽の変化を無視した過度に快適な暮らしが、より大きな健康上の問題を引き起こすケースも少なくないようです。

たとえば、うだるような暑さの夏、冷房をつけた部屋は確かに涼しく快適ですが、一歩外に出れば熱帯を思わせる熱風と日差しが容赦なく襲います。締まっていた毛穴が一気に開き、体温を下げようと大量に汗をかいたのもつかの間、再び冷房のきいた屋内に入ったとたん、急激に冷やされてしまう。これでは体によいはずがありません。

暑い夏に、汗が出るのは当たり前。陽の強い夏は体も「陽の気」を多く取り入れるため、毛穴を開いて汗とともにこれを出し、陰陽のバランスをとろうとするからです。実際、発汗によって体表は冷やされ、のぼせるほどの暑さはやわらげることができます。

それが、冷房がガンガンにきいた屋内にいて、汗をかかなければどうなるでしょう？

涼しすぎると体の毛穴やツボ（１２６ページ参照）はギュッと締まり、発散すべき陽も出ていきません。行き場を失った「陽の気」は上に行く性質があるため、これが頭に昇り、脳に重大な疾患を起こしやすくなります。脳梗塞で命を落とす患者さんが盛夏の時期に多いのはこのせいで、お年寄りが冷房のきいた室内で熱中症になるのも、陰陽の調節ができないまま脳がうだってしまうからです。

一方、寒い冬はどうでしょうか？

陰が強まるこの季節、体は締まった状態にして体外へ陽を出さず、陰とのバランスをとるのが自然です。にもかかわらず、木枯らしの中を震えながら歩き、乗り込んだ電車のなかは暖房がききすぎて汗ばむほど――当然、毛穴やツボは一気に開いて陽が排出されやすい状態になり、陰が強くなった体は弱まってしまうでしょう。とりわけ、陽の気と深くかかわる（１０４ページ参照）心臓の疾患や、高血圧をかかえた方にはリスクの高い状況が避けられません。

こうした事態はいずれも、人工的につくられた快適すぎる環境により、体が本来もっているはずのコントロールの力を失い、陰と陽のバランスがそこなわれることで起こります。これに対し、中国で古くから言われているのが「春《しゅん》捂《ご》秋《しゅう》凍《とう》」（春にたくさん服を着て、秋に薄着をする）という健康法です。

春、暖かくなる時期に多少の厚着をすると、毛穴やツボは開きやすくなります。冬に取り入れた「陰の気」が外に出て、陽をどんどん取り入れることができるうえ、陽の気が強まる夏の暑さにも耐性がつくのです。これとは逆に、ヒンヤリする秋の薄着で締まった体は夏に蓄積した陽を外に出さず、冬の寒さに負けることもありません（厚着をすると、せっかくの陽が出ていってしまいます）。

「暑い夏はとにかく薄着で冷房、寒さの冬にはどっさり厚着で暖房」という考え方は、一見当たり前のようで、じつは「プラス思考」です。それに対して「春捂秋凍」は季節、すなわち陰陽の急激な変化をやわらげ、体内の陰と陽のバランスをとる絶妙な智慧《ちえ》と言えます。

「天＝時間」の原理を生かすには、陰陽のバランスに心を配ることが大切。人工的な環境をすべて捨てるというわけにはいかないと思いますが、体に及ぼす弊害も理解しつつ、正しい智慧に基づいた「プラス行動」を心がけましょう。

「五臓六腑」と時間の関係をあらわす「子午流注法」

「天＝時間」の原理と健康に関して、中医学にはもうひとつ、とても有効な考え方があります。

それが、時間と臓器の関係を説明する「子午流注法」というモデルです。

「子午流注法」では、体内の臓器――いわゆる「五臓（肝臓・心臓・脾臓・肺・腎臓）」と「六腑（胆・小腸・胃・大腸・膀胱・三焦《さんしょう》）」（いずれも172ページ参照）のそれぞれが「気」を放出し、取り入れることで修復作業を行う時間帯に着目します。というのも、各臓器はおのおの決まった時間に「気」を放出↓吸収することで、修復されるからです。

「気」については、本書の124ページで詳しく説明していますが、ここでは一種の〝生命エネルギー〟と考えておいてください。生物はすべて、この生命エネルギーである「気」をもっていて、コントロールして生きています。たとえば、「元気がよい」という場合の「元気」も、本来、人間がもっている生命力のことで、この目に見えない「気」が滞りなく体内を流れているからこそ、元気でいられるのです。

65ページの図7が、時間と臓器の関係をあらわす「子午流注」の図です。時間は24時間を十二支にそって分けた、2時間ごとの切り分け（日本の古い時制で「一刻」に同じ）になっています。

それでは、最初の「子《ね》」から順に見ていきましょう。23時から1時にあたるこの時間帯は胆嚢《たんのう》の時間で、『黄帝内経』に「凡十一藏取決于胆也（胆は人体の生発を決める）」とあるように、一日の陽がここから始まります。そのため、陰陽の切り替えと胆嚢の修復には、この時間帯に深く眠ることが大切です。最も自然に周天のコントロールをしやすい時間帯のため、この時間帯に眠らず、残業をしたり、飲んだり食べたりしていては、一日の始まりにとってもよくありません。

次いで1時から3時の「丑《うし》」は、肝臓の時間。気が吸収され、肝臓のエネルギーが蓄えられる時間帯ですので、この時間までお酒を飲んでいたりすると二日酔いになったり、次の日を元気にすごすことができなくなります。

3時から5時の「寅《とら》」は肺の時間です。本来、肺は最も外部からの影響を無抵抗に受け入れやすい臓器であり、肺を強くしないと病気になりやすくなってしまいます。そのため、この時間にゆっくり休めないと、肺の病気は治りません。特に老人と子供は肺の病気

図7　子午流注法

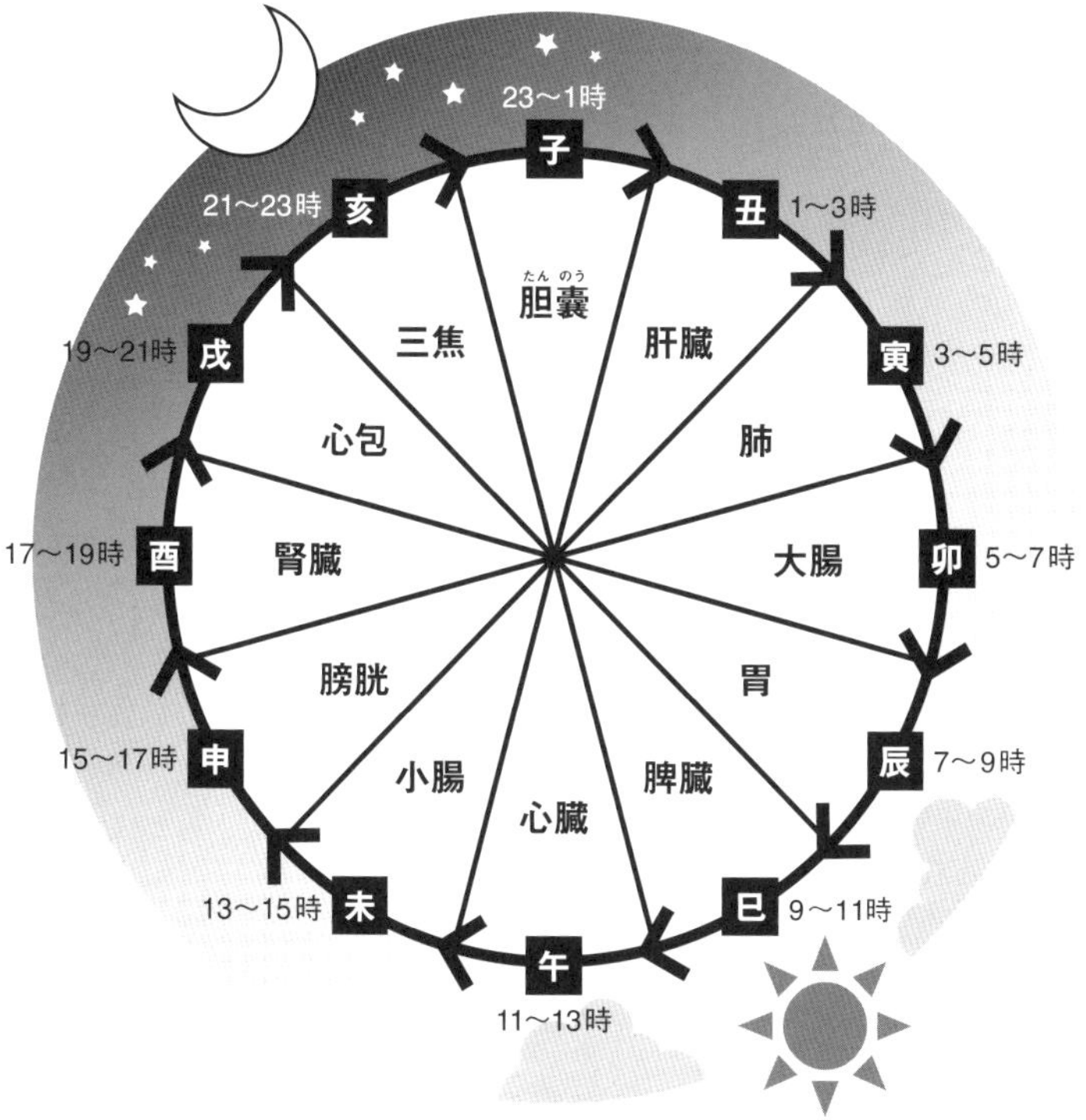

24時間を十二支にそって分けた、時間と臓器の関係

で命を落とすリスクが高いので注意が必要です。咳が出る、喉が痛いなど、肺にまつわる症状があるときは、早起きの方でも5時前には起きないほうがよいでしょう。

5時から7時の「卯《う》」になると、大腸が動き出して自然と便意を催します。続く7時から9時の「辰《たつ》」は胃の時間帯で、自然におなかが空き、朝食が美味しくとれるはずです。「五臓」のうちでも、食べたものの消化にかかわる脾臓の時間帯にあたるのが、9時から11時の「巳《み》」になります。そのあとの、「午《うま》」である正午ごろが心臓の時間です。これは、太陽が空の真上に昇った時間に重なる、一日でもいちばん活発な時間にあたります。

13時から15時の「未《ひつじ》」、小腸の時間からは一日のうちの陰の始まり。続く15時から17時の「申《さる》」は膀胱の、17時から19時の「酉《とり》」は腎臓の時間に、それぞれ該当します。

その後、19時から21時「戌《いぬ》」は心包（心臓の外側で、心臓の運動にかかわる部分）が気を吸収し、修復作業を行う時間帯です。

最後の21時から23時「亥《い》」は三焦の時間。三焦は目に見えないネットワークの役割を果たすとされ、呼吸や消化・吸収で取り入れた「気」を全身に運ぶほか、排泄《はいせつ》にかかわる役割をしていると考えられています。「亥」は五臓の気のバランスを調整する重要な時間です。この時間帯には眠ることが大切なため、したがって理想的な就寝時間は21時となります。ただ、現代人の生活スタイルでは21時から眠るのは難しいかもしれませんので、遅くとも22時半までに眠ったほうがよいでしょう。

養生のタイミングや発作の起こる時間帯もわかる？

中医学に基づく養生法、いわゆる「漢方」ではこうした時間のサイクルを利用して薬を用いるのが定法です。悪い「気」がたまって病気の原因となっている場合は、患っている臓器の時間帯の前に薬を服用させ、反対によい「気」を取り入れる際には、臓器の時間帯に合わせて薬や栄養を与えます。たとえば、肺が弱い人の悪い「気」を排出させるには、そのひとつ前の時間帯である1時に飲ませ、よい「気」を入れる時間を3時にもっていくのです。

これは「気功」（154ページ参照）でも同じで、肝臓をよくしようとするなら、該当する時間帯の2時間前の23時ごろに肝臓から悪い「気」を出し、よい「気」を入れるには1時から行います。私が、患者さんを「気功」で手当てする場合も、できる限りこの「子午流注法」に基づいています。

一方、「子午流注法」によれば、特定の臓器が急激な発作などの反応に見舞われるタイミングも、ある程度わかるものです。

たとえば心臓病の場合、心筋梗塞や心不全などの劇的な症状は夜間や早朝に多いと言われますが、それは65ページの図を見ても予測ができます。すなわち、心臓の時間である11時から13時のちょうど反対にあたる23時から1時、そして心臓の運動にかかわる心包の時間の反対にある7時から9時は、ともに心臓がいちばん弱った、リスクの高い時間帯。この両時間帯にはさまれた深夜から早朝は、心筋梗塞などが起こりやすくなるわけです。

また、時にサラリーマンの皆さんを悩ませる、朝の通勤電車内での急な便意――これなどは、一見すると該当する時間帯に大腸や胃、脾臓など消化・吸収をつかさどる臓器が位置しているため、納得がいかないように思えますが、ここで注目すべきは17時から19時にあたる腎臓がその反対にあるという点。

人体の臓器「五臓」はそれぞれが特定の感情とつながっており、なかでも腎臓は「恐」の感情と強く結びついています。そのため、一日で腎臓が最も弱まる朝のタイミングは、「恐」の感情がコントロールしにくく、不安やイライラが昂《こう》じるあまり、神経過敏による急性の下痢症状を引き起こすというわけです。

このように「天＝時間」から心身の健康を考える場合、「子午流注法」は正しい行動をとるための確かな指針として、忘れることはできません。

私自身の生活を見ても、気功の鍛錬は朝5時をもって始めるのを日課にしていますが、これはまさに「天」である太陽の運行を考慮してのこと。すなわち、日が昇るリズムに自分のリズムを合わせているためで、それが正しいのはセミをはじめとする昆虫の多くが日の出とともに脱皮と成長を行い、植物が盛んに芽を出す例を見ても明らかでしょう。

西洋科学の立場に立てば、（植物が光合成を行い）一日のうちで最も空気中の酸素量が多い夕方に体を動かすのが適切ということになりますが、そのタイミングは体や頭が日中の活動で疲労しているうえ、「子午流注」でも陰まっただなかの時間帯。それを避け、日中に必要な気を養う意味でも、太陽が昇る朝5時はベストの時間ということができます。

正しく眠って、陰陽と「気」を整える

「天＝時間」の原理にのっとった、いちばん簡単で効果の高い養生法――すなわち「プラス行動」は〝正しく眠る〟ことです。

睡眠こそは、食欲や性欲にもまさる人間の最大の欲望であり、生きていくうえでこれほど重要なものはありません。実際、私たちは一生のうち3分の1は眠っていることになり、その長さや寝つきのタイミング、寝方などは、心身の健康に大きな影響を及ぼします。

まずは、眠りを臓器のバランスという点から考えてみましょう。中医学において、人間が眠るのは、何よりも腎臓でつくった精気（163ページ参照）がそのままでは上に行きにくいのを、横になることで全身にまわす目的があると考えます。この場合、いつも仰向けに寝ていると、腎臓とそれに関連する経絡《けいらく》（126ページ参照）が圧迫されるため、疲れが出たり、腰痛になりやすくなるので、適度に寝相を変えることが望ましいのです。

一方、心臓は、人間が直立したために、心臓から上、あるいは足先から心臓へと戻る血液などを全身に送る負担が増加。寝ることはこれを定期的に解放し、体をリラックスさせて「気」のめぐりをよくし、各臓器の「気」のバランスをとる働きがあります。その理想的な姿勢は、心臓のある左胸を上にするお釈迦様の「涅槃像《ねはん》」の形にあり、こうすれば心臓にも腎臓にも負担のかかることがありません（図8）。

眠りはまた、陰陽のバランスを整えるうえでもおおいに役立っています。すなわち、起

図8　寝るときはお釈迦様の「涅槃」の姿勢がベスト

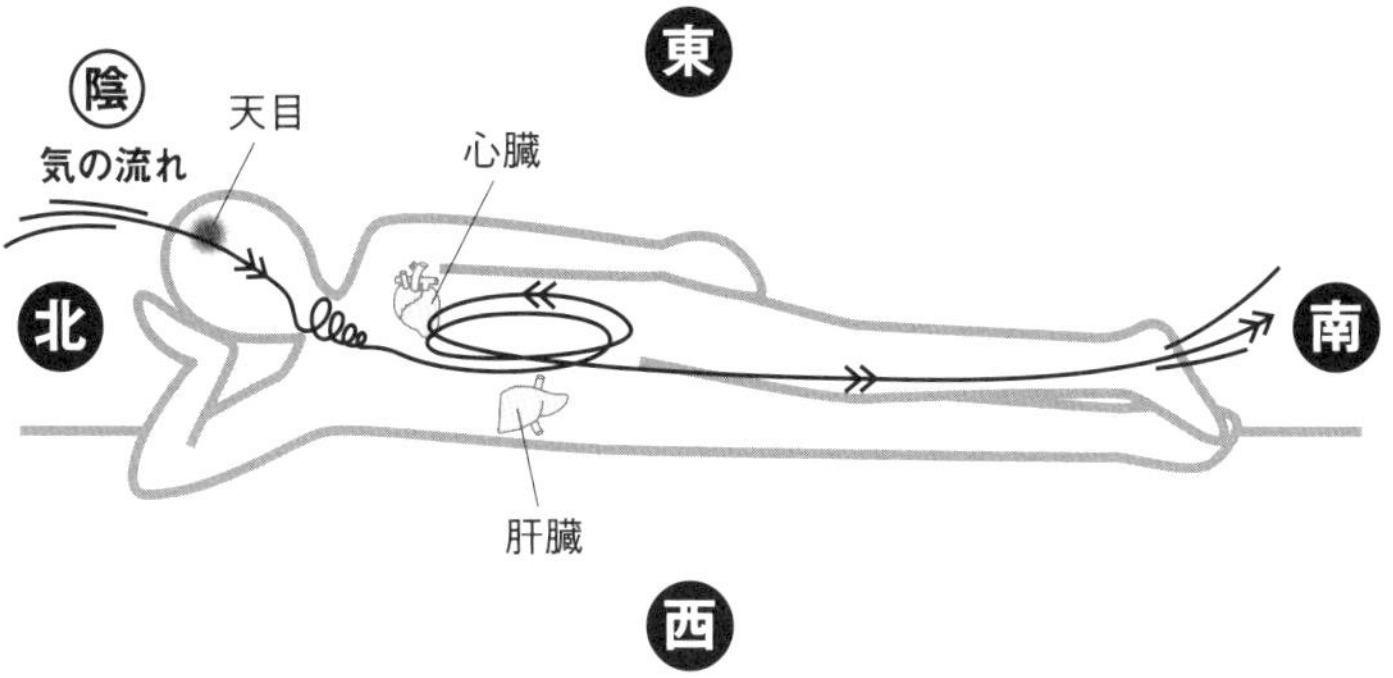

心臓のある左胸を上にすることで心臓にも腎臓にも負担がかからない

きている間に体のなかを上昇し、脳にたまり滞ったままの「陽の気」は、夜、眠っているうちに体の下へ下へ、足裏から「陰の気」として出ることで、体の陰陽がうまくめぐるようになる。昔から言う「頭寒足熱」とは、陽の気がたまる頭を冷やし、陰になりがちな下半身を温めることで、この循環をよくするための養生法なのです。

そして、眠っている間は体内の陰陽の流れをよくするため、こちらもお釈迦様の「涅槃像」と同じ、頭を北に向ける〝北枕〟にしてください。というのも、睡眠中は頭とりわけ額にある「天目」というツボ（163ページ参照）から、「気」の入りやすい状態になっているからです。

では、なぜ北枕（一般に縁起が悪いと言われます）がよいのか？　それは、地球全体の気のめぐりは赤道を境に、北半球では北極へ向け、南半球では南極へ向けて大きな流れをもって動いていることと深い関係があります。

すなわち、地球全体を見た場合、赤道は最も陽が強く、反対に南北の極地は陰が強い（89ページ参照）――そして、その間を赤道からの「陽の気」が極地へ、極地からの「陰の気」は赤道へ向かって常に動いています。そのため、北（南半球では南）向きに寝ていると、頭からは「陰の気」が入り、それが脳にたまった「陽の気」を足先へ向けて流す力になってくれるのです。このように、体内の陰陽は陰に陽が作用し、陽に陰が働きかけることで動き続け、中庸へ向けてバランスをとっています（「陰のなかの陽、陽のなかの陰」87ページ参照）。陰の気を下から上にあげるのが腎臓の働きと言われています。ですから腎臓は人の健康にとって最も重要な臓器です。

しかし最近は、その大切な睡眠が「天＝時間」の理に反した生活の変化のせいで、うまくいかなくなっているケースも少なくありません。

先にあげた「子午流注法」でも、23時までには床に就くようおすすめしましたが、これは午前零時を境に陰の時間が終わり、陽の時間が始まるため。陽の時間とともに体を休めて陰陽のバランスを整え、疲れた臓器を順次回復したあとは、日の出とともに陽のなかの陽――太陽の真っ白な光を浴びて、その日の行動を開始するのが、体にとって最もよいからです。

にもかかわらず、生活が夜型になった今日、睡眠不足や睡眠障害の患者さんは増える一方。陽の時間に十分に体を休めず、陰にあたる午後の時間はボーッと過ごしているというのでは、陰陽のバランスは崩れ、「気」のめぐりも滞ったままになります。そのうえ、夜間は寝ている人たちの体から放出された「気」が多く漂っており、そのなかの「悪い気」がひょいと体に入らないとも限りません。

陰陽の面からも、「気」の流れの面からも、「天＝時間」の原理に基づいた正しい睡眠をきちんととるようにしてください。

第3章

「プラス思考」と戦う「天・地・人」の哲学　その②

地＝場所＝与えられた環境にそって生きる

あらゆる面で「地＝場所」の影響を受けている私たち

健やかで幸せな人生のための「天・地・人の哲学」、続いては〈**地＝場所＝与えられた環境にそって生きる　〜「五行」の原理**〉について見ていきましょう。

当たり前のことですが、私たちは誰もがみな〝今いる〟その場所に生きています。人間である以上、地球上のどこかに、自分自身の生きる場をもたざるをえず、そのことは人間がその場その場の「環境」に強い影響を受けている、ということと無関係ではいられません。

「環境」などというと何やら難しく感じるかもしれませんが、じつはごく簡単なことで、たとえば――

暑い　―　**寒い**
高い　―　**低い**
カラリ　―　**ジメジメ**

日なた　―　日陰

東　―　西　―　南　―　北

熱帯　―　亜熱帯　―　温帯　―　亜寒帯　―　寒帯

これらはいずれも、私たちを取り巻く「環境」の一例であり、こうしたさまざまな条件のどれに当てはまるかによって、人間は誰もが少なからぬ影響を受けています。そして、その事実は、場所そして環境により大きく異なる衣・食・住の生活様式、文化や社会のあり方、さらには健康や幸せなどの価値観にもはっきりとあらわれていると言えるでしょう。

たとえば、エアコンなどなかった古《いにしえ》の時代、極地近くで暮らすイヌイットの祖先はイグルーと呼ばれる氷の家やトナカイの皮で寒さをしのぎ、乾燥と灼熱《しゃくねつ》のアフリカでは人々が最低限の衣服とひんやりした泥や日干し煉瓦《れんが》の住居でこれに適応。栄養摂取の面でも、前者がトナカイの肉などを多く食べていたのに対し、後者では水分の多い果物や砂地のイモ類が中心になるなど、土地土地に合わせた食生活が当たり前に行われてきました。

まさに「場所が違えば、環境も違う」ということであり、こと健康面に限っても、場所によって大きな違いのある寿命の問題はじめ、地域で異なる疾病《しっぺい》・死因の種類など、環境との関係は西洋医学において周知の事実です。統計でも夏に皮膚病、冬に心臓病が多いことが分かっています。

その意味で、人間とはまさしく「場所＝環境の動物」というほかはありません。

こうした環境への適応とそれから受ける影響を世界で最も早く体系化したのが、先の「陰陽」と同様『黄帝内経《こうていだいけい》』の説く「五行」の原理なのです。

世界は「木・火・土・金・水」の5つの性質でできている

私たちとそれを取り巻く「地＝場所＝環境」の関係を考えるうえで、欠くことのできない「五行」という思想。その根本には――

●この世の物事はすべて「木・火・土・金・水」の5つの性質「五行」に分けられる

●五行はそれ自体の陰陽により、互いに影響を与えあっている

という原則があります。

すなわち、前章であげた〝陰陽〟が万物の2つの面とするなら、そうした2つの面をもつ万物を、性質によって5つのグループ（タイプ）に分けたものがすなわち〝五行〟。ここで説明する「地＝場所」の原理とは、これらの5つの性質によって皆さんが今いる環境を把握し、比較し、それが及ぼす影響を知ったうえで、正しく対処するということにほかなりません。

「五行」と呼ばれる5つの性質、それはズバリ「木・火・土・金・水」という5要素であらわされます。

このとき、注意していただきたいのは、それが実際の木や火や土、あるいは金（金属のこと）、水などをさすのではなく、それぞれがもつ一般的な性質、イメージをさしているという点です。そこを間違えると「五行」の考え方が、ごく限られた物質的なものと誤解されかねません。

たとえば、のちほど説明しますが――五行の分類は私たちの体内の臓器すなわち「五臓」にも当てはまり、それによると心臓は「火」です。といっても、これは実際に心臓がボウボウ燃えているという意味ではなく、燃え上がる火のように生命力の源の「気」や「精」（163ページ参照）を全身くまなく力強く送り出すその働きをあらわしています。

同じように肝臓は「木」とされますが、実際に体の一部が「木製」だったら大変！　これも、あくまで肝臓の役割や性質が「伸びゆく木のようである」というのが、正しい理解です。

『黄帝内経』には、この「木・火・土・金・水」の性質、イメージが「木曰曲直　火曰炎上　土曰稼穡　金曰从革　水曰潤下」という言葉で、端的にあらわされています。

その意味するところは——

「木」は上にも外にも伸びやかに展開する

「火」は燃え上がって暖かく上昇する

「金」はすべてを収斂《しゅうれん》する

「水」は潤いをもたらして貯蔵し下へ向かう

「土」はほかの4要素を受け取ってバランスをとる

——であり、「五行」の思想では、万物はこれすべてこの5つの性質のどれかに当てはまると考える。そして、5つのグループはそれぞれがほかと無関係に独立して存在しているのではなく、それぞれが互いに影響し合うことで、皆さん自身を含めたこの宇宙、世界、今いる環境が生き生きと動いているととらえます（図9）。

要は、この5つの性質（イメージ）それぞれの関係とうつろい、バランスが「五行」の本質というわけです。

図9 「五行」五材の解釈

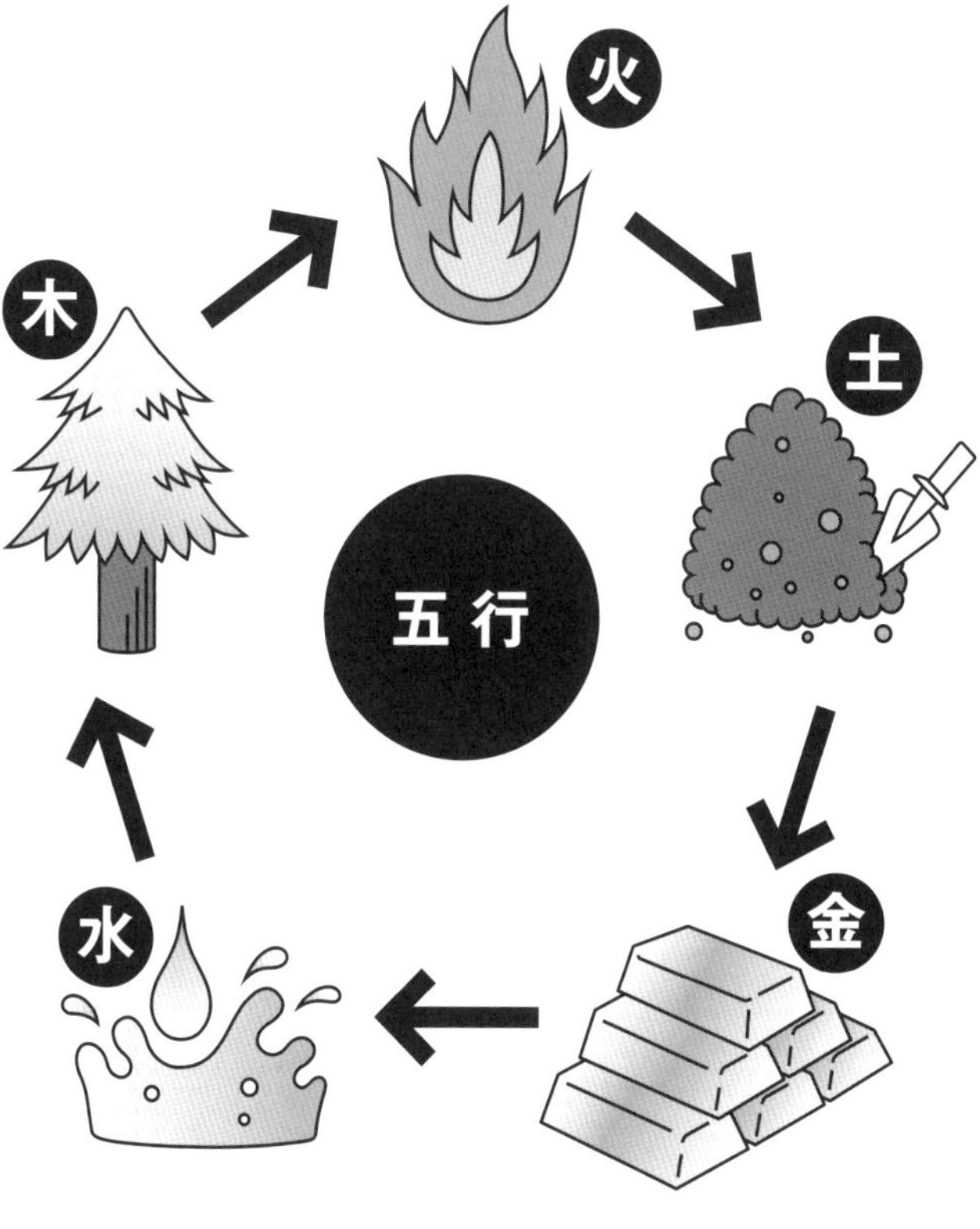

5つのグループが互いに影響し合うことで
バランスがとれる

東南西北も春夏秋冬も、すべて「五行」に分けられる

それでは早速、「五行」の考え方を具体的に〝場所＝環境〟に当てはめてみましょう。

この場合、誰もが知っている東西南北の方位を例にするのがいちばんわかりやすく、それによって「木・火・土・金・水」それぞれの性質と関係も容易に納得いただけると思います。

中国では古く、方角には「東・南・西・北」に「中心」を加えた〝五方〟があるとされていました。そして、これを「五行」に照らし合わせるとき、東は「木」、南は「火」、西は「金」、北は「水」、そして中心が「土」に当たると考えたのです（図10）。

では、なぜ東は「木」なのでしょう？ それは、東から太陽が昇るときに、芽や根などが上にも下にも伸びるという「木」の性質をあらわしているからで、最古の漢字辞典『説《せつ》文《もん》解字』などで東を「日＋木」と解する由来にもなっています。

続く南が「火」なのもこれと同じで、太陽が昇りきり、エネルギーをもっとも強く受けることで「陽」が強くなるというのがその理由。「木」の葉が茂り、物事が盛んに成長す

図10　五行と方角の関係

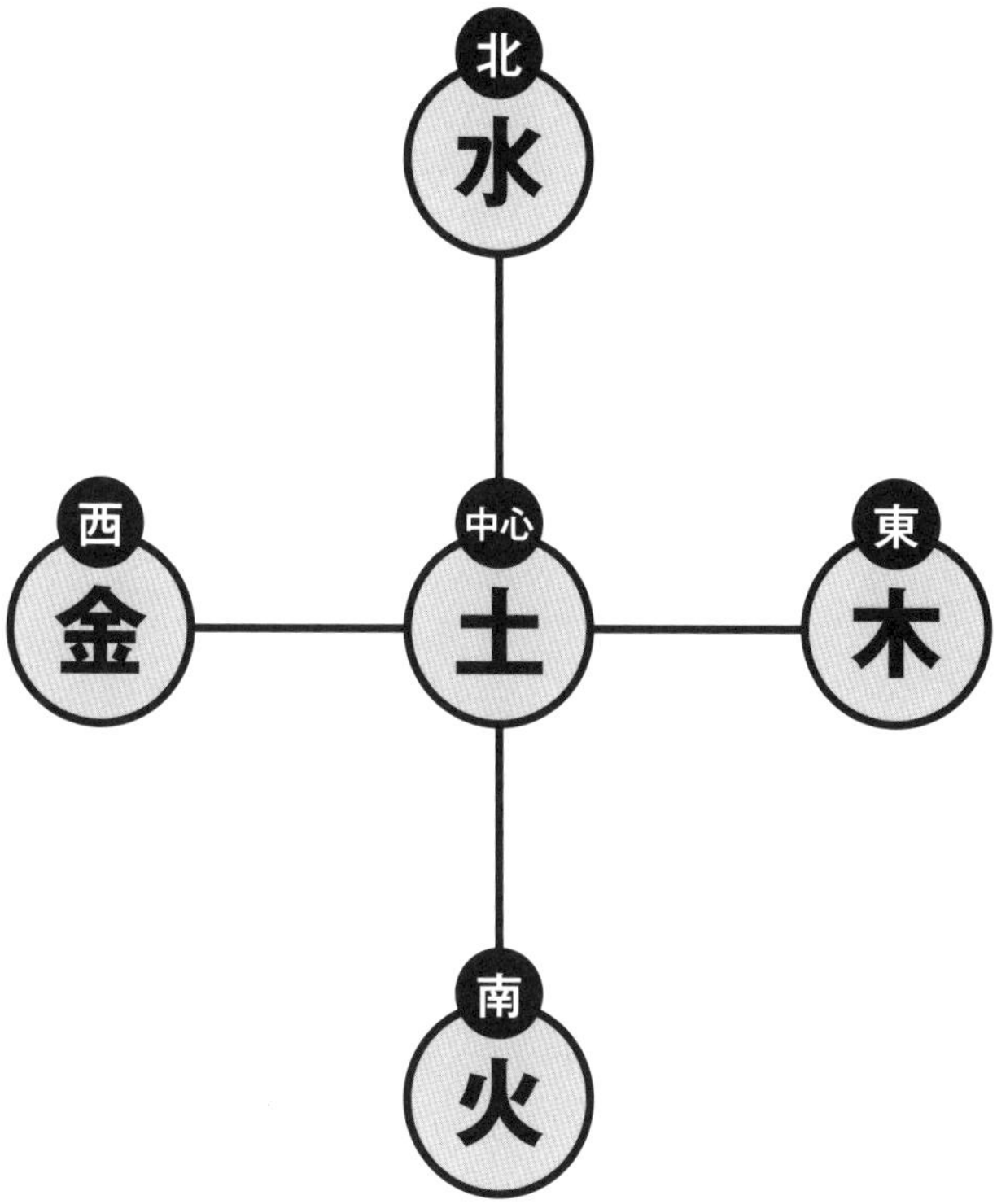

方角も五行に分けることができる

る性質をしめすことから、中国各王朝の皇帝はこれを身内に取り込むべく南向きに玉座を設けました。

かくて、昇りつめた太陽の下、その恵みを受けるのは「木」「火」「金」「水」のすべてに関係する「中心」の役割で、すべての土台、土壌となり、バランスのとれた性質をあらわす「土」がこれに当たります。

その後、太陽は徐々に傾き、西がすなわち「金」の性質になります。これは「土」から鉱物が生まれたように、すべてが収斂し、成果を得るという性質をあらわすものです。誕生したばかりの地球にあって、火が極限まで盛んになり、マグマのようにドロドロの状態であったものが、少しずつ冷えて凝縮──鉱物ができたのと同じく、「土」からうつりゆく性質を「金」と見なすわけです。

最後に、北は太陽が地の下に沈み、陽が弱まり、「陰」が強くなる状態。すなわち、「金」である金属に結露して生じる「水」のように、あらゆるものが溶けこみ、たまり、蓄えられるという性質をあらわしています。

もうひとつ、わかりやすい例として「春・夏・秋・冬」の四季をあげてみましょう。季節の流れは時間に属するように思えますが、気温の高低や日照時間などに着目すれば、これすなわち環境です。

この場合、

生きとし生けるものが芽吹き、活動を開始する春は「木」

太陽が燃え上がるように暑く、〝陽〟に満ちた夏は「火」

実りの季節と呼ばれ、野山や田畑が結実する秋は「金」

地面をおおう雪の下、すべてがひっそりと〝陰〟に満ちた冬は「水」

――であり、それぞれの季節の変わり目である土用（立春・立夏・立秋・立冬の直前18日間）は「土」に当たります。古代の中国では、これを〝五時〟と呼んでいました。


このように、方向（位置）と季節（気温や日照など）、皆さんを取り巻く環境の基本は「木・火・土・金・水」の5つの性質、すなわち「五行」に分けられる。これを応用すれば、すべての「地＝場所」は同じように分類することができるのです。

「五行」がもつ〝陰〟と〝陽〟の傾向に着目する

今、「東・南・西・北」と「春・夏・秋・冬」と五行の関係を説明する際に、私は「陽」

と「陰」、すなわち〝陰陽〟という言葉を使いました。そうなのです。五行にはそれぞれ、前の章でご説明した〝陰陽〟2つの面があり、そのどちらかが強いという傾向があります。

すなわち「木」と「火」は、木に火がついてボウボウ燃えているというイメージから、〝陽〟が強い性質です。

反対に「金」と「水」は、冷えた金属に水が結露するというイメージで、〝陰〟の強い性質です。

最後に、方角的にも中央にあたり、ほかの4つとバランスをとる「土」は、〝陰陽〟いずれにもうつろいやすい性質です。

これを方位に当てはめれば、東と南は〝陽〟が強く、西と北は〝陰〟が強いと言えるでしょう（日本では「東西南北」という四方位を、中国で「東南《トンナン》・西北《シャーペー》」の順で呼ぶのは、こういう理由からです）。一方、季節については当然のように、春と夏が〝陽〟で、秋と冬が〝陰〟になります。ただし、これは絶対的なものではなく、あくまでその傾向が強いという意味であると理解してください。

前の章、「天＝時間」の原理で説明したように、〝陰〟と〝陽〟は常にうつろい、変化しています。なかでも、太陽の運行は一分一秒とて止まることはなく、それにつれて陰陽は刻々と変わっていく——その意味で、一日の時間の流れと陰陽の関係は、とても規則正しいものになっています。これは、太陽がまさに「天」として、宇宙すべての中心的な存在だからですが、そのほかの環境要因は、必ずしもそう規則正しくというわけにはいきません。

方位について考えてみましょう。確かに、東と南は陽が強く、西と北は陰が強くなりますが、それとて一年中まったく同じというわけではなく、日照時間やその日の天気によって陰陽のバランスは微妙に違ってきます。季節についても同じことで、冬の〝小春日和〟や夏の〝梅雨冷え〟など、陰と陽のうつろいはけっして一様ではないもの。いわば、「陰のなかに陽があり、陽のなかに陰がある」というのが、実際の環境＝五行「木・火・土・金・水」のあり方です。

ひと口に「木」といっても、みずみずしい緑の葉をつけた新緑のうちには、葉をすべて落として寒々とした冬枯れの姿が秘められています。あかあかと燃える「火」も、やがてはブスブスとくすぶる低温の熾火《おきび》になるでしょう。同様に、ヒンヤリと冷えて固まった「金」(金属)は、もともと土中でドロドロに溶けたマグマだったもの。「水」にいたっては、温度により氷になるかと思えば、熱い水蒸気へと変わる性質をあわせもっているのを忘れてはなりません。

図11　陰と陽、それぞれのなかにも陰陽がある

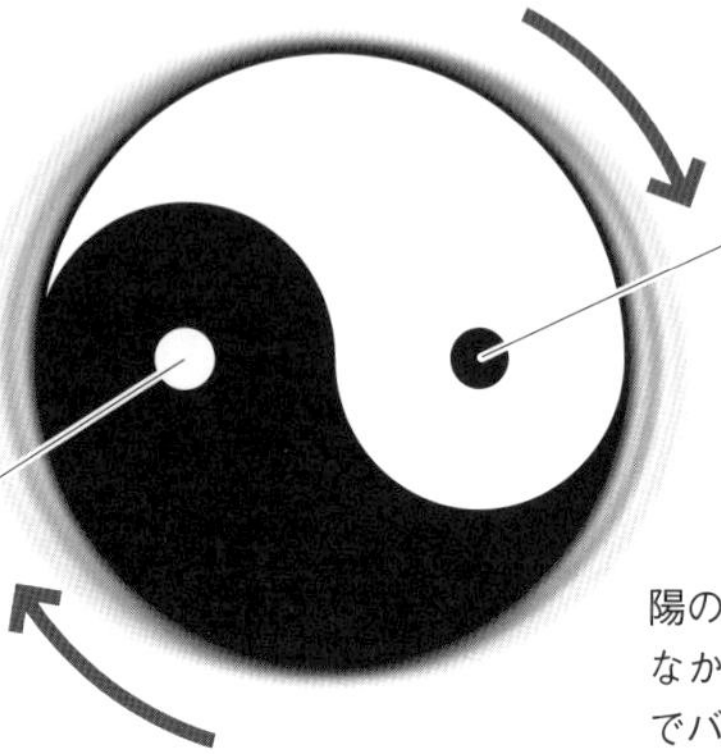
陽のなかの陰
陰のなかの陽
陽のなかには陰、陰のなかには陽があることでバランスがとれる

59ページで紹介した「太極図」を、もう一度よく見てください。陰陽のうつろい、そのバランスと、めざすべき〝中庸〟を描いたこの図のうち、黒い渦は〝陰〟、白い渦は〝陽〟をそれぞれ表現していますが、それぞれ渦の中心に相反する部分をもっています。すなわち、黒い〝陰〟の渦には白い〝陽〟の中心、白い〝陽〟の渦には黒い〝陰〟の中心がある（図11）。これぞまさに「陰のなかに陽、陽のなかに陰」という意味であり、五行すなわち「地＝場所」の原理とは、そうした微妙な陰陽のバランスが織りなす環境のあり方を知り、これに正しく適応するためのものと言えるでしょう。

地球規模の環境の違いも五行と陰陽で理解できる

「五行」と〝陰陽〟、その実際の環境との関係について、もう少し考えていきます。

環境の大きな違いを比較するため、地球規模で見てみましょう。たとえば、緯度の高い極地と低緯度の赤道付近を比べた場合、五行と陰陽はどうなるでしょうか？

答えは簡単、先ほどの「東南西北」の方位と五行、すなわち「木・火・土・金・水」の関係を当てはめればよいのです。

たとえば日本にいる私たちから見て、北にあたるシベリア、あるいは極地（北極）に近い地域は「水」の性質（＝陰が強い）をもつ場所ということになります。反対に、南にあたる赤道直下の国々などは「火」の性質（＝陽が強い）の場所になるでしょう。

一方、南半球ではどうかというと、どんどん南下して、最も南にあたる極地（南極）がいちばん「火」が強い……とはならず、これはやはり高緯度の極地が「水」、赤道付近が「火」になります（図12）。というのも、北半球と南半球は、赤道をはさんで正反対の関係にあるからで、そのことは同じ12月のクリスマスが、日本では冬、オーストラリアでは夏

図12　地球規模で見た陰陽と五行の違い

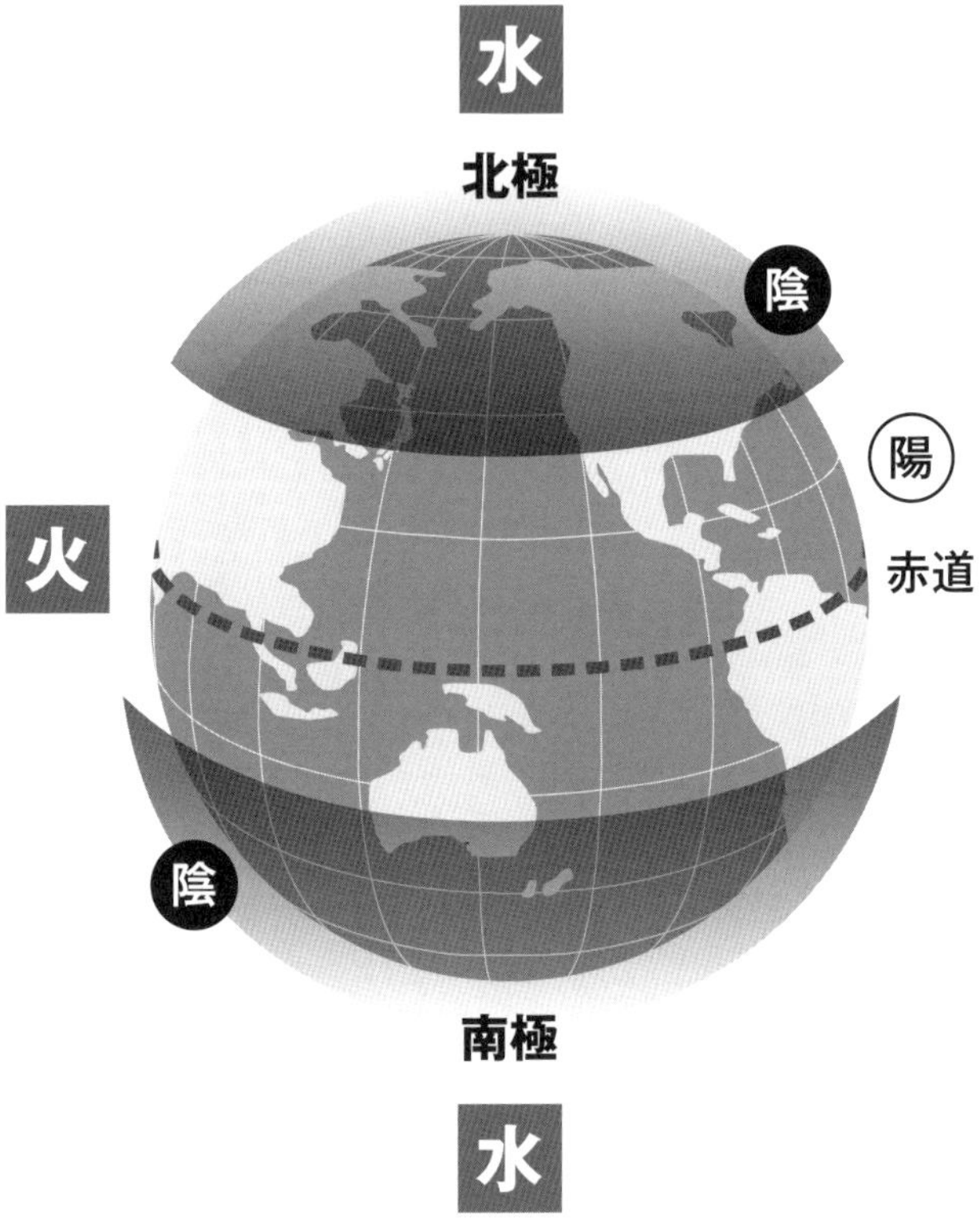

高緯度の極地が「水」、赤道付近が「火」となる

に行われるのを見てもおわかりいただけるはずです。

このように、地球上では緯度が高ければ高いほど陰の強い「水」の性質になり、低いほど陽の強い「火」の性質になる。でも、先ほど「陰のなかに陽、陽のなかに陰」とお話ししたように、ことはそう単純ではありません。

今度は、緯度ではなく、実際の「高さ」すなわち「海抜」や「標高」で考えてみましょう。この場合、高くなれば高くなるほどヒンヤリと寒くなる、つまり〝陰〟の強い性質になり、低地になるほど暖かく〝陽〟の強い性質になることは、想像がつきますね。

アフリカはタンザニアに、キリマンジャロという標高5895メートルの高山がそびえています。タンザニアといえば赤道直下に近く、低地は大変気温の高い場所、すなわち「火」の性質をもっていますが、このキリマンジャロの頂上となると環境は大違い。文豪ヘミングウェイが『キリマンジャロの雪』のなかで「雪に閉じ込められたジャガーの死骸がある」と書いたほどの、過酷な寒さで知られています。これなどは、まさしく「水」の性質であり、「陽のなかに陰がある」の典型です（図13）。

万物すべてに存在する〝陰陽〟という2つの面……こうした場合は、本来もっとすっきり明確に分かれていたほうが、その流れもスムーズになり、結果、理想とする〝中庸〟の

図13　陽のなかに陰がある

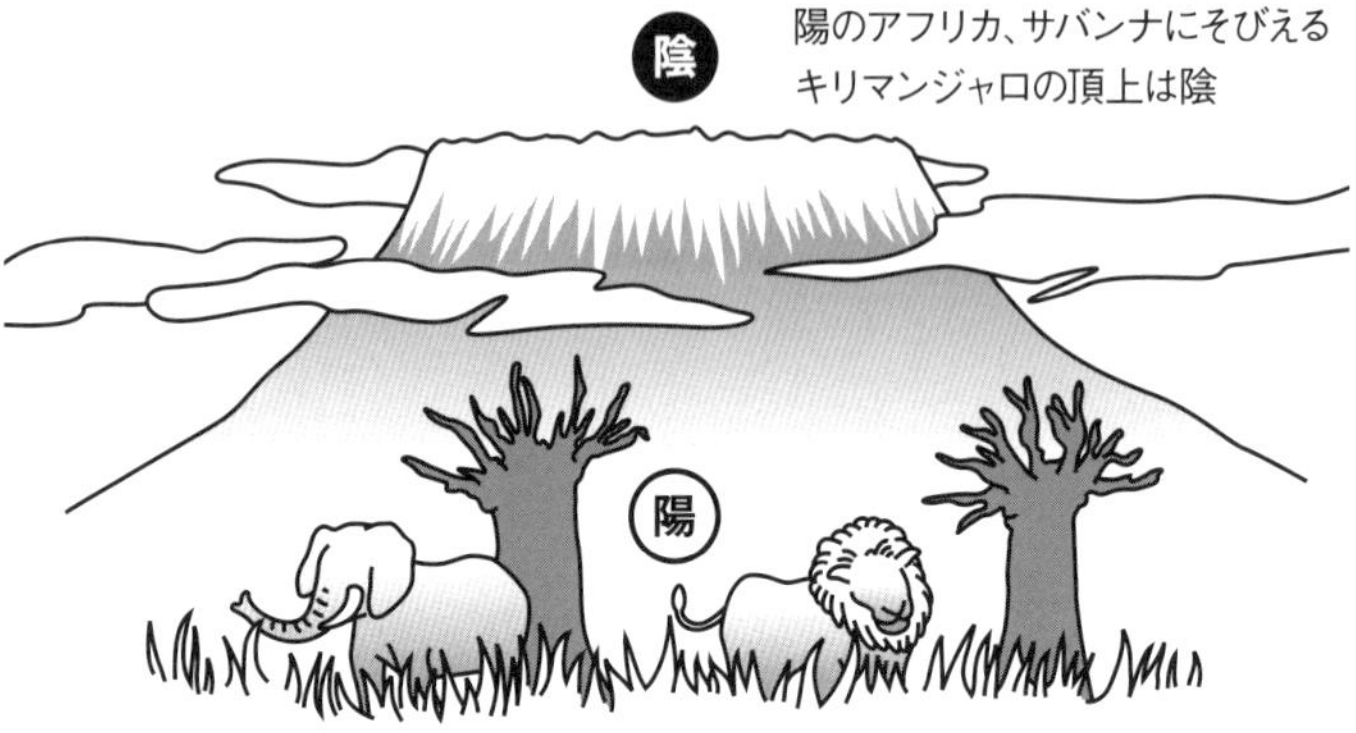
陰
陽のアフリカ、サバンナにそびえる
キリマンジャロの頂上は陰
陽

状態にもいたりやすいように思えます。にもかかわらず、実際の環境はそれぞれに陰陽をもつ「五行」の性質が複雑にいりくんでいる。じつは、それは、そこに生息する動植物にも当てはまります。

北の針葉樹は陽、南のヤシは陰の性質をもつ

環境は、ここまで見てきたような、その場の温度や日照、方位や緯度、高度などの外的要因だけで決まるわけではありません。それと同じ、あるいはもっと大切な要素として、その場所に生まれ、成長する、植物や動物など生き物の存在があります。

たとえば、そこに森があるとき、場所によっ

て異なる木々の種類やその数は、環境を左右する大きな条件になるでしょう。シベリアの〝タイガ〟と呼ばれる大森林地帯は、そのほとんどがモミやカラマツなどの針葉樹林ですし、ハワイやポリネシアなど南洋の島々ではヤシが森の主役です。

そしてそこには、それぞれに適した昆虫や鳥、動物たちの営みがある――シベリアの森林にはクマやキツネ、ヘラジカなど分厚い毛皮におおわれた哺乳動物が生息し、南洋の浜辺のヤシの林にはうっそうと茂る樹木の陰、しめった地面にトカゲなどの小型爬虫類やさまざまな昆虫が生きています。同じように、サバンナやステップなどの草原地域、日本をはじめ温帯地域の広葉樹林、高山地帯や海、川、湖、はては生き物の気配がまるでないかのような砂漠まで、それぞれの場所に固有の動植物がつくりあげているのが、〝生態系〟という名の環境です。

ここで興味深いのは、これらの生態系を生み出している生物たちにも、やはり〝陰陽〟があり、それはその生息する環境の〝陰陽〟と密接に関係をもっているという点。しかもそこには基本的に、生息する環境の陰陽と逆になるという原則があるのです。

たとえば、比較のしやすい植物について見た場合――

〝陰〟の強い地域、たとえばシベリアのタイガをつくるのは〝陽〟の強い針葉樹

〝陽〟の強い地域、たとえば南洋の浜辺の森をつくるのは〝陰〟の強い熱帯の常緑樹――という傾向があります（図14）。

カラマツやモミなどの針葉樹は、木目がギュッと詰まって、とても硬い。年輪の幅も狭く、生長するのに長い時間がかかっているのがわかります。

一方、ヤシなどの熱帯の常緑樹は、木目もあらく、柔らかい。日照と気温のおかげで生長が速いのか、年輪の幅も広いのが特徴です。

ここで前の章、56ページで見た〝陰陽〟の分類の表をもう一度見てみると、「剛」すなわち硬く強い性質は陽のもの。逆に、柔らかいのは陰の特質とされています。すなわち、陰の強い寒冷地に多い針葉樹は陽の傾向にあり、陽の強い南洋に多い熱帯の常緑樹は陰の傾向にあることになります。

この事実は、ちょっと見には奇妙に思えるかもしれませんが、よく考えると不思議でも何でもありません。

陰の強いシベリアのタイガなどでは、寒いうえに空気が乾燥しているため、樹木はその内側の「気」（植物にも「気」はあります。126ページ参照）を外へ逃がさないよう、懸命に身を固くし、生長もゆっくり少しずつになります。生物学的に見ても、針葉樹の細

図14　環境の陰陽と生態系の陰陽は逆になる

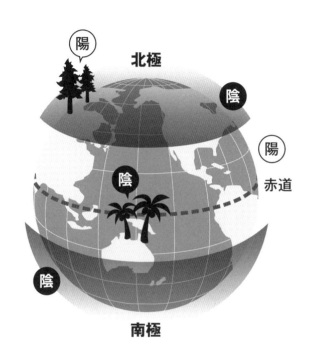

シベリア（陰）には針葉樹（陽）、
南洋（陽）には常緑樹（陰）が育つ

くとがった葉は、できるだけ水分を蒸発させないための進化上の工夫です。

一方、陽の強い南洋の浜辺など、年間を通じて気温が高い場所では、そこに生える木々も身を固くする必要はありません。生長のスピードも速いため、年輪の幅が広く、木そのものも軽くなる。特にヤシの場合、てっぺんまでしっかりと水が吸い上げられ、それが実のなかに果汁となって蓄えられているなど、「水」すなわち陰の傾向が強くなります。

ただ、環境とそこに生きる生物たちにおける陰と陽の関係もけっして単純ではありません。

たとえば皆さんは、中国で高級な家具に用いられる黒檀《こくたん》や白檀《びゃくだん》といった木をご存じでしょうか？　そうでなければ、日本でも用いられるマホガニー(中国では紅木と呼ばれます)を思い浮かべてみてください。

これらの木は、高級家具の材料になるくらいで、どれも身が詰まってとても硬いのがその特長――つまり、針葉樹と同じ〝陽〟の性質をもっていることになります。にもかかわらず、生えているのはどんな地域かというと、これがマレーシアやインドネシアなどの赤道に近い南の国々(当然、陽が強い地域です)のジャングルというのですから、先ほどお話しした「陽の土地には陰の生物」という原則とは、ちょっとそぐわないように思えます。

秘密は、これらの木々が分布する土地の〝高さ〟にありました。黒檀や白檀、マホガニーなどの木は、赤道に近い地域でも、特に海抜の高い山のなかの森林に生えています。先ほどのキリマンジャロと同じく、こうした地域は南にあっても〝陰〟が強く、そのせいでこれらの木は陰とは逆の陽の性質をもつようになったのです。

植物を例に、「場所＝環境」との関係を説明してきましたが、この原則はもちろん動物にも当てはまります。

すなわち、寒い地域に生息するクマやキツネといった厚い毛皮をもつ動物、とりわけ極地に近い場所のトナカイあたりは総じて陽の強い性質をもち、一方、南のジャングルや砂漠に棲《す》む昆虫やトカゲなどはかなり陰に寄っています。ただ、動物の場合は自ら移動ができるため、「場所＝環境」による影響も極端ではなく、植物よりは総じて陽の性質が強いと言えるでしょう。

「陰のなかの陽、陽のなかの陰」が中庸への原動力

このように、「場所＝環境」の原理において重要なのは、緯度や気温、日照や高度、そ

してそこに生きる動植物との関係についても、常に「陰のなかに陽があり、陽のなかに陰がある」という点。なぜなら、この「五行」の微妙に入り組んだ関係こそが、そのまま陰と陽を動かし続ける原動力となり、めざす〝中庸〟の状態へとつながることになるからです。

それは、たとえば広い海原にどこからともなく風が吹いてきて、自然に波がたつのと似ているかもしれません。水温や水深、海底の地形やそこに棲む生物相によって、海の水のなかに生じる微妙な陰陽の違いが少しずつ少しずつ影響し合い、最後には何千キロにもおよぶ巨大な海流や大洋を横断する大波になっていく。場所ごとの気温や天候など、地球上のいたるところに陰陽の差があるからこそ地上には風が吹き、時には小さなチョウのはばたきから巨大な台風が生まれることだってあります。

これが仮に、陰は陰、陽は陽とくっきり分かれ（＝太極図の陰陽それぞれに中心がない状態）、たがいに完全に拮抗《きっこう》してしまったらどうなるでしょう？　それは一見、陰と陽のバランスがつり合い、中庸にいたったかのように見えるかもしれませんが、じつはそうではありません。その状態は、陰陽がたがいにすくみ合って身動きがとれなくなっているだけで、本来の意味の中庸とはほど遠い――ある意味では、陰陽のバランスが崩れているよ

図15　陰と陽が完全に拮抗すると……

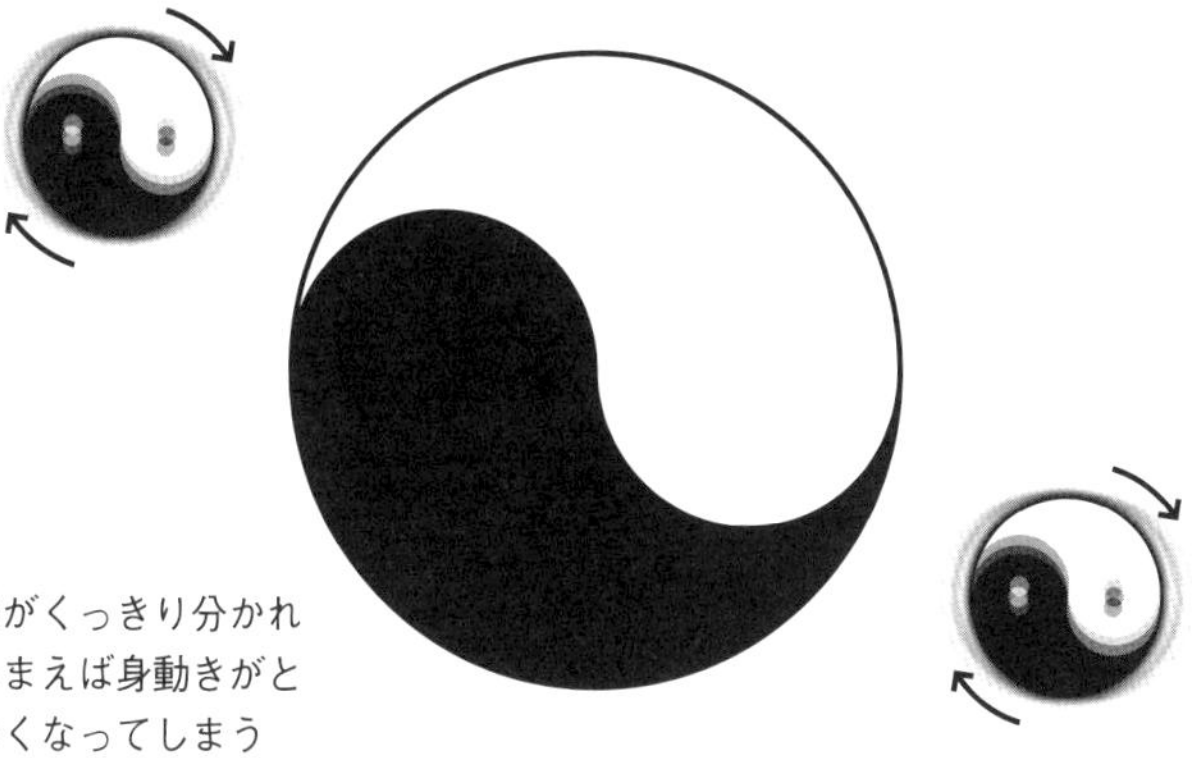

陰陽がくっきり分かれてしまえば身動きがとれなくなってしまう

りもよほどよくないありさまと言えます（図15）。

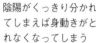

　前に説明したとおり、中庸とはたんなる〝平均〟や〝真ん中〟というような〝固定〟した状態とはまったく違います。それは、時間の流れ（それ自体が陰陽の変化でもあります）や環境の変化（五行）など数多くの要因がうつろうなか、微妙なチューニングによって得られる瞬間瞬間のベストなバランス。川の流れのように一瞬として同じ状態にとどまることのない自然界にあって、それ自身が動き、変化し、よりよい状態へと前進する〝途上〟とも言うべき状態です。

　その意味で、陰と陽がすくみ合い、たがいに打ち消し合ってエネルギーがゼロになってしまう……海原には死んだようにそよとも風が吹かず、まったく波がたたない、そんなフリーズ状態は、めざすべき〝中庸〟であるはずはありません。そんなことにならないよう、陰のなかに陽があり、陽のなかに陰がある、「五行」の違いが織りなす自然のネットワークを意識し、それにそった生き方の工夫をいつも心がけること。

この本のテーマにそって表現するなら、とにかく陰陽がピタリとつり合えばよい！と考えるのは「プラス思考」であり、そのときどきの条件をしっかり見極めたうえでベストなやり方をとるのが正しい「プラス行動」になるのです。

体内に「五行」をもつ人間ならではの優れた適応力

先ほど、動物の場合は自ら移動ができるため、「場所＝環境」による影響も植物ほどに極端ではない——と、説明しました。

それでも、そこにはおのずと限界というものがあります。

サバンナに生息するライオンやゾウを、いきなり極地へつれていったら、ひとたまりもないですし、ホッキョクグマを暑い熱帯のジャングルへ放り出したら、ほどなく命を落とすに違いないでしょう。海のなかの生き物にしても、水温ごとに泳いでいる種類はまったく異なり、たとえば暖流の魚は冷たい海では生きることができません。このように、生物には種類ごとに生息に適した環境があり、それが極端に変わってしまうと、生命の危機にさえ直面します。

だからこそ、地球上には地域ごとに異なる種類の生物相や生態系が、自然に生まれてくる。与えられた場所に根をはるしかない植物の場合は、もっとはっきりしていて、植物相と呼ばれるその分布は緯度、高度のわずかな違いでがらりと変わってしまうほど厳密です。

そうしたなか、地球上いたるところ、それこそ赤道直下の高温多湿の地域から、酷寒の極地、乾ききった砂漠、標高数千メートルの高地まで、数万年にわたって生き続けてきた驚くべき生き物がいます。

――私たち、人間です。

人間は、エアコンなどの文明の利器が発明されるはるか以前、すでに今とほぼ変わらぬ広がりをもって、この地球に生息していました。もちろん、火を使えるようになった、手を使って衣服や住宅をつくることができた、というほかの動物にはない進化上の長所があったことは確かですが、それとて最初は自然のなかにあるものを利用したというにすぎず、その点ではほかの動物と変わるところはないはずです。

寒ければ火を焚《た》いてトナカイの毛皮を着る、高温多湿の場所では地面から離れた木の上を住み家にする。それは、私たちの祖先がごく自然にやっていた本能的な環境への〝適応〟です。本能という意味では、ライオンがほかの動物を狩ってその肉を食べ、クマなどが寒い季節に冬眠をするのと同じ――人間を人間たらしめ、環境への適応を容易にしている衣・食・住の工夫は、もともとそのように本能的な智慧《ちえ》だったと言えましょう（野生動物の多くは体の調子が悪いとき、数ある木々のなかでもある種の木の葉だけを選び、〝薬〟として食べるということがわかっていますが、これなども適応のための本能のひとつです）。また、中医学でも、地域に根づく薬草や食べ物を利用することは常識です。たとえば陰の病気を治すために朝鮮人参を使う場合は、朝鮮人参のなかでいちばん陽の強い長白山のものを使います。夏に陽の病気を治す場合は、夏の食べ物であるスイカを使います。

では、数ある生物のうち人間だけがどうして、そのような特殊な〝本能力〟をもちえたのか？　その理由は、ほかの動物がそれ自身、外の環境（五行）の一部に取り込まれているのに対し、人間だけが自らの体のなかに独立した五行の小宇宙をもち、それによって今いる環境を正しく知り、適応のための最善の判断をくだせるからにほかなりません。

すなわち、体内の「五行」の状態がそのまま環境を把握する自然の〝センサー〟となり、それがしめすところに従って適応をしていく。これがほかの生物の場合、たとえば「火か、水か」「木か」など、五行のうちでも限られた性質しかもち合わせていないため、周囲の環境に自在に適応ができません。とりわけ植物では、総じてその性質が動物よりシンプルであるため、環境の変化がじかにその分布に反映される傾向があります。

本能力に基づいた「プラス行動」で五臓＝五行をととのえる

近年、西洋医学の世界でも、しばしば「体内環境」や「腸内環境」などと表現するようになっていますが、『黄帝内経』では初めから自らの体を周囲の環境（五行）の「ひな形」あるいは「反映」として診ることを当たり前にしてきました。すなわち、前にもふれた「天心相応」（46ページ参照）の考え方に立ち、人間は常に自分のまわりの自然環境とひびき合い、そのときどきの変化を、「木・火・土・金・水」の五行に対応する「五臓」と呼ばれる各臓器のバランスによってととのえようとしたのです。

それによると、各臓器（五臓）は――

肝臓は「木」のように伸展し、水や養分を蓄える

心臓は「火」のようにほかの臓器へ影響を及ぼし、気血を全身に循環させる

脾臓は「土」のように食物を消化吸収、栄養を配分して筋肉を丈夫にする

肺は土中の物質が貴重な「金」（鉱物）に凝固するように、大気から生命力の気を吸収する

腎臓は「水」のように生命の源である精をつくり、体内の害のあるものを排出する

というかたちで「五行」によって区分され（図16）、各臓器の間は生命力である「気」の通り道「経絡」で相互につながり、全体として体の気・血《けつ》・水・精（いずれも163ページ参照）を循環・貯蔵するとしています。

そして、周囲の環境（五行）の影響によって「五臓＝五行」のうちの、どれかが強くなりすぎたり、逆に弱ってきたりすると、結果として体内の〝陰陽〟のバランスが崩れ、何となく体の具合が悪くなったり、本当の病気になる（この章の最初にふれた、国や地域による寿命の違いや、疫学上特定の病気の発症率の差異が出るのもそのためです）――そんなとき、先ほどお話しした〝本能力〟は、周囲の五行と体内にある「五臓＝五行」の乱れを自然に察知し、調整するために働きます。

図16　五臓と五行の関係

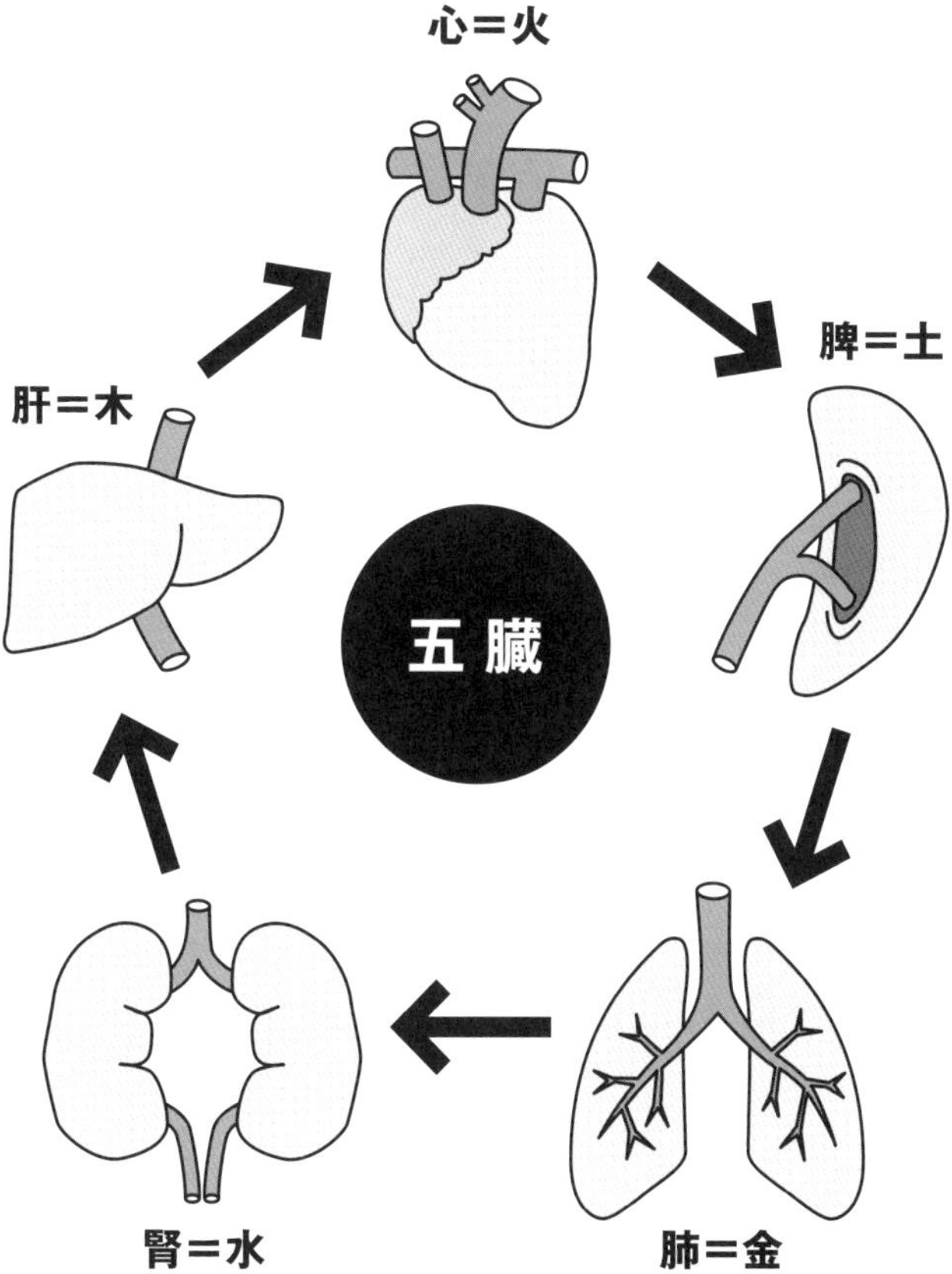

五臓も五行で区分され、相互につながる

事実、古くから私たちの祖先は、こうした調整をごく当たり前のように日々の暮らし、生活の工夫として行ってきました。そして、その多くは今なお、あるいはごく最近まで、人々が健やかで幸せに生きていくうえでの生活の智慧として伝えられてきたのです。要は、体が本能的に欲するところを、時に応じ（63ページ参照）場所に応じて、正しく行い〝中庸〟に近づこうとする、その智慧こそが「プラス行動」であり、これを妨げる悪しき思い込みが「プラス思考」なのだと言えます。

たとえば、「住」について見てみましょう。しばしば不動産の広告などで見かけるように、皆さんの住む家は「南向き」が好条件となりますが、これなどは、環境への適応に配慮した古来の智慧「プラス行動」の典型と言えます。なぜなら、四方位のところでお話ししたように、南とは太陽がもっとも高く昇る方向にあるため、陽の気がたくさん入ってくるからです。

その証拠に、中国では古く「坐《ズウ》北《ベイ》朝《チャオ》南《ナン》」という言葉のままに皇帝の玉座は南に向けてつくられており、日本でも内裏と呼ばれた京都の御所はその正面を南に向けています。また、中国にかつて多く見られた伝統的な住宅「四合院」という様式では、四方に壁をめぐらせたなかに各戸を上手に配置、玄関は必ず南を向くようにし、北にはしっかり壁を立て

イラスト1　中国の伝統的住宅「四合院」

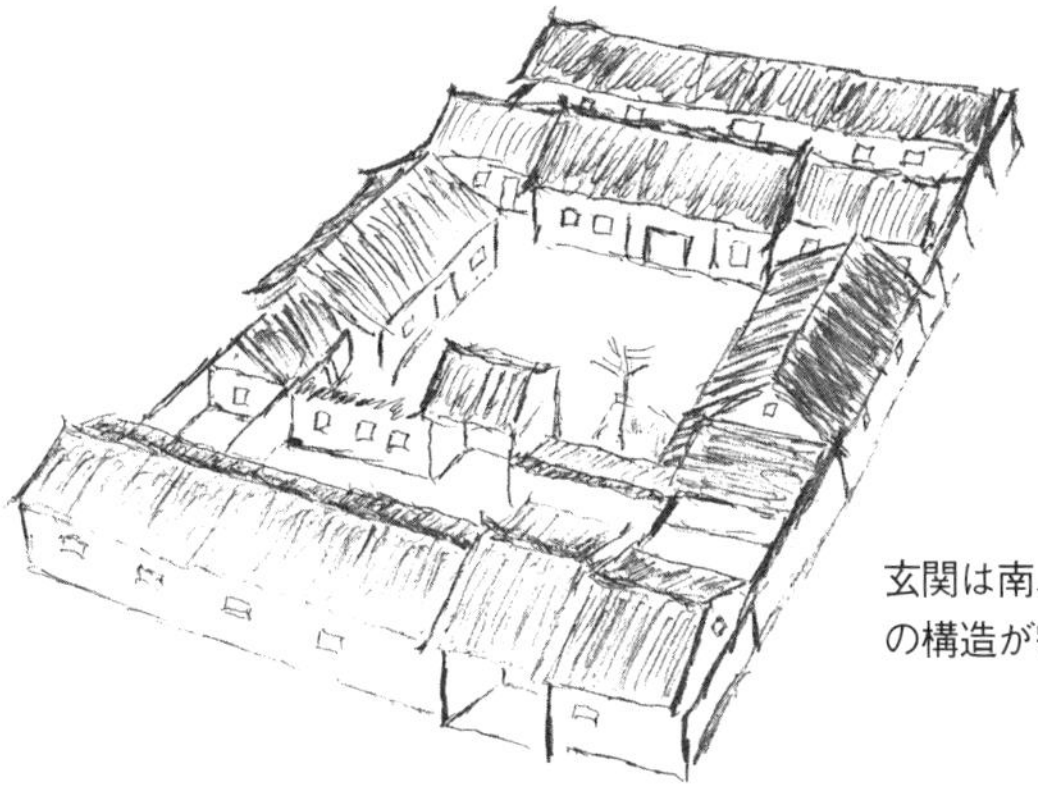

玄関は南、北には壁の構造が守られる

る構造になっていました（イラスト1）が、これなども南に向かって陽の気を多く取り入れるための「五行」と「陰陽」にそった工夫です。

同じ意味で、中国では古来、南に池や川など水、湿気などの〝陰の気〟のあるところを忌避するのが当たり前の習慣でした。家を建てる際も、水は北あるいは西に配置するように設計するのを〝吉〟としたのです。その証拠に、やはり皇帝の住まう紫禁城の北や西には北海・中海・南海という人工の溜《た》め池がつくられています。

では、五行の関係で見た場合、なぜ北や西に水を配するのがよいのでしょうか？　じつはこれも、先に述べた陰と陽、その微妙なバランスにより中庸をめざす考え方によっています。

そもそも、水が〝陰〟だからといって、これが存在しなければ生物は生命を維持できません。でも、これを南や東に配置すると、太陽の強いエネルギーを受けて水の陰の気の影響がまともに住宅にはね返ってしまう。反対に、太陽が傾き沈む西や北であれば、陰をいちばん落ち着く場所におさめることになり、その影響も少なくてすみます。北西や北に池を配置するよう配慮したのは、増えすぎると体にとってよくないとされる〝陰の気〟（気の陰陽と健康の関係については145ページ参照）の取り扱いを考えたうえでのデザインなのです。

「地＝場所」と不即不離、「身土不二」の食生活

「地＝場所」に関しては、「食」生活における智慧を忘れるわけにはいきません。

この場合、身近な養生法として第一にあげられるのは「身土不二《しんどふじ》」という考え方で、これは読んで字のごとく「自分（身）と環境（土）は、分かつことができない（不二）」という意味のキーワード。今いる場所で、その時々にとれたものが、もっとも自然に調和した食材であり、これを食べるのが健康にとっていちばんよいとする方法です。もともと『黄帝内経』に始まる中医学の食養生法でしたが、最近はいわゆるオーガニックへの関心

が高まっていることもあり、広く知られるようになってきました。

具体的には、その土地柄、その季節に合った食べ物を中心に正しく食べること――先ほど説明したように、それぞれの生態系をつくる生物は基本的に生息する環境と逆の陰陽をもつという原則があり、その場でとれたものを食べる生活は環境と体内（五臓）の陰陽バランスをとるうえで、ベストな選択ということになります。その意味で、人は誰もが今いる土地に合った「気」を取り入れつつ、そこに住むにふさわしい体質をつくっていくのです。

たとえば、赤道に近い熱帯の地域では、人間が暑さに対応しやすいよう、体を冷やす（＝陰）果物やイモ類を豊富に食べますし、極地に近いイヌイットなどは体を温める（＝陽）トナカイの肉などを日々の食生活に上手に取り入れています。四季のある日本では季節ごとの〝旬〟の食材を積極的にとることが、すなわち「身土不二」と言えるかもしれません。季節もまた、広い意味での環境のひとつであることは、先ほど説明したとおりです。

実際、北の寒い土地の人々が熱帯産のバナナやパイナップル、夏にとれるトマトやキュウリなど陰の食物を食べたりすれば、体が冷えて陰陽や五行のバランスが崩れる恐れがあるなど、今さらながら自然はうまくできていると感心するばかり。同じように、南の人々がいきなり寒い地域の果実であるリンゴをかじったりすると、体調を崩す原因になりかねません。よく、旅先で「水が合わないから」とおなかをこわすことがありますが、これなどもたんに飲み水をさすだけでなく、陰陽のことをさすのでしょう。

ここでは、代表的な食品の陰陽と四気（寒・涼・温・熱）の別を表にまとめておきましたので、これをひとつの目安にしていただくとよろしいかと思います（図17）。

ただ、いざ「身土不二」の食養生を実践しようとすると、ことはそう簡単ではないのも事実。というのも、今の日本では世界中のあらゆる地域から食材が輸入されて豊富に手に入る一方、自分たちの身近な土地でとれたものだけを選んで食べることが、いよいよ難しく、贅沢になってしまっているからです。たとえ「身土不二」が望ましいといっても、それによって食べられるものが限られては生活のバランスを崩してしまい、元も子もありません。

ならば、と――せめて提案したいのは、できる範囲で四季それぞれにふさわしい食べ物を食べるという当たり前の食養生。「身土不二」とはいかずとも、せめて折々の微妙な体内環境変化に気を配った食生活で、健康を養おうというわけです。

図17　食物の陰陽四気

	四気	例
陰	寒	西瓜、バナナ、緑豆、胡瓜、苦瓜、昆布、巻き貝（サザエなど）、鴨肉
陰	涼	梨、オレンジ、冬瓜、大根、蕎麦、ヘチマ、アスパラ、チンゲン菜、ウサギ肉
陽	温	桃、サクランボ、ライチ、栗、生姜、ネギ、香菜、韮、カボチャ、羊肉、牛肉、鶏肉、海老
陽	熱	唐辛子、山椒、胡椒、白酒、シナモン、マス

季節ごとの環境変化に気を配った食養生を

まず、春には「芽吹くもの」を食べることをおすすめします。中国では、春に香椿《チャンチン》という植物の芽を食べますが、日本の場合はタケノコがよいでしょう。朝芽吹いて、夕方には数十センチにも伸びるという生長力の強いタケノコは、『黄帝内経』に「春夏養陽」とあるとおり、〝陽〟の気を養ううえでもってこいです。

ただ、胃腸が弱い方や過敏症の方は、量をひかえめにするようにしてください。また、お年寄りや、以前に大病を患った方の場合、この時季に春のタケノコやぜんまいなど芽吹くものを食べると、陽の気の高まりとともに、かつてかかった病気までが勢いづき、再発することもあるので要注意です。

春と同じく「陽を養う」べき夏には、引き続き「成長するもの」を食べるようにしてください。四季を通じて陽のピークともいうべきこの時季はまた、エネルギーを盛んに消耗する季節でもあり、ウナギなどの栄養をたっぷり含んだ食べ物をとる必要があります。特におすすめは緑豆の煮汁や干しアワビなどで、これらは腎臓の毒素を排出し、陽のバランスをとってくれます。
緑豆は中国ではごく一般的な食べ物で、日本では中華食材店や漢方薬局などで手に入ります。大きめの鍋にたっぷりの水で、5分間沸騰させ、この煮汁を飲むようにしてください。味も美味しく、市販のトクホ系飲料を飲むよりも、夏場の健康にははるかによいと思います。

このほか、暑い時季はナスやウリなどの、胴が太く水分を含んだ食べ物をとるのも◎です。とりわけスイカは炎天下で育ちながらも水分が大変に多く、食べることで燃え盛る〝陽〟を沈め、涼しく感じることができます。

秋は「秋冬養陰」と『黄帝内経』にあるとおり、「陰を養う」べきタイミングです。クリやキノコといった「実になったもの」を食べ、来《きた》るべき冬に備えてください。

冬は「蔵のもの」を食べる季節です。「蔵」とは、その字のとおり、栄養分を豊富に貯蔵し、地下に根をはった食物のことを言います。たとえば、ダイコン、キャベツ、ハクサイ、ジャガイモ、サトイモ、コンニャクなどは、すべて「蔵のもの」。これらの食材を煮込んだ「おでん」は、もっとも「地＝環境」の原理にかなった献立ということができます。ダイコンは煮たりゆでたり、生のままおろしたりする以外にも、これを日光に干すことで、もともと陰が強いところへ適度に陽をプラスできますので、大変すばらしい野菜です。

一方でこの時季は来るべき春に備え、体内の〝陰〟がすぎないよう、適度に〝陽〟を補うことも大切です。陽といえば肉ですが、なかでもおすすめは寒い北京の冬に盛んに食べられる羊肉。アーモンドやナツメなどの木の実も、〝陽〟を補うためほどよく食べるとよいでしょう（羊肉は、病気によっては食べないほうがよい場合もあり、注意が必要です）。

正しい食生活で陰陽と五行のバランスをととのえる

このように、季節をきちんと意識した食生活を送ることは、「身土不二」とはいかずとも十分に体内の「陰陽」「五行」のバランスをととのえる効果があります。逆にいうと、そうした点をわきまえず、欲望のままに欲しいものを口にすることは、知らず知らずのうちに自然の規則に反し、体内環境に害を及ぼす恐れもすくなくありません。

たとえば、冬に適量食べるといいとおすすめした木の実類は〝陽〟が強い食品であり、夏に食べすぎると陽が過剰に強まって、鼻血を出したり、歯痛や炎症を起こすなど、体には×。ほかにも、夏には炎天下でのどが渇くまま、冷たい水や飲み物をガブガブ飲んでしまいがちですが、汗によって体内の陽を調節すべきときに冷たいものをとりすぎると、発散の作用をそこない、腎臓などの臓器にダメージを与えるので要注意です。

いずれにせよ、冷たい飲み物や食べ物は、とり続けることで体を冷やし、体内の陰を必要以上に強める恐れがあり、おすすめできません。『黄帝内経』では、人間の体は基本的に陰が強いと考えられており、これに陽が適度に加わった状態がベストとしています。実際、私たちの体の60～70％は水分でできており、必要以上に陰を強める食品は進んでとるべきではないでしょう。

〝陰〟が過剰になりすぎると、胃腸や脾臓など消化のための臓器の働きが弱くなり、下痢になります。これは、過剰になった陰の毒素を排出するための反応で、その間は栄養をきちんと吸収できなくなるほか、腸の働きが弱まることにより、これとつながる心臓や肺にかかる負担も心配です（脾臓と胃腸など「五臓」と「六腑」の関係については172ページ参照）。

とはいえ、「体を冷やす食べ物は、断固口にしない！」というのも、あまりに杓子定規《しゃくしじょうぎ》であり、これも「プラス思考」と言うべきでしょう。たとえば、トマトは夏の食べ物ですから、その時季に適度に食べる分には問題ありません。

ただ、やはり病み上がりのときなどには注意することが必要で、とりわけうろこのない〝光り物〟の魚や、口の小さいカワハギなどは食べないほうがよいでしょう。これらの魚は雑食のため、泥の中にひそみ、海中にただようプランクトンなどを見境なく口にしますが、あわせて土中の重金属を食べてしまうからです。

環境への対処の智慧を失いつつある現代人

ここまで見てきた「地＝場所」すなわち五行（とそれによる陰陽）に基づく生活上の智慧は、少し前まで日本でも特に意識せずとも配慮するのが当たり前だったもの。それが最近では、住空間もコンクリートで密閉されているため、断熱材やエアコンにより快適さを保つことができるようになり、農作物の工場栽培や流通の発達で、食生活も本来のあり方から大きく違ったものになってしまいました。

たとえば住む家も、建てる場所や窓の方向など深く考えないまま、空調のおかげで北向きでも冬に寒さを感じることはなく、真夏に西日が差し込んでも暑さ知らずに過ごすことができます。でも、それならばよし、方向にこだわるなどは迷信だ……というのは、やはり「プラス思考」です。そうした状態は、先に「天＝時間」における「春捂秋凍《しゅんごしゅうとう》」のところでも警告したとおり（61ページ参照）、体と自然の陰陽バランスを崩し、健康のために必要なコントロールの力さえ失わせ、果てはさまざまな病気へとつながってしまうでしょう。

事実、自分たちが日々生活する最も大切な場所＝住まいに対する無知のせいで〝本能力〟が働かなくなり、知らず知らずのうちに健康をそこなう例は驚くほど多いものです。近年、部屋の家具を適切な方位に配置することで運気をあやつる風水が雑誌やテレビで取り上げられていますが、これらにも注意が必要です。風水自体は陰陽五行に基づく「天・地・人」の下位概念ですが、間違って伝えられているものもあります。陽の気を取り入れる南へ鏡を配置して陽の気を反射させてしまったり、水槽を南の窓際に置くのも間違っています。水槽は陰の気を持っており、陰の気の影響を少なくするために北に配置するのが正しい風水です。

また、住空間の近代化は食生活にも大きな変化をもたらしています。すなわち、暑さ寒さを極端に感じなくなれば、夏に体を冷やすトマトなどを頑張って食べる必要性が減る一方、冬の暖かな室内でトマトを少し食べるというのも、それはそれで理にかなった食事法になってきてしまう。これでは「身土不二」はおろか、旬のものが体を健やかに養うという意識さえ失われるのも当然と言えるでしょう。

大変に困ったことです。

こうして、かつては当たり前だった食生活の指針を忘れてしまった現代人は、それに代わるものとして過剰なまでの栄養学信仰へと突き進み、一方で〝ジャンク〟とさえ揶揄《やゆ》される加工食品をなんの恐れもなくむさぼるという悲惨な状態に陥っています。

「プラス思考」が食生活を破壊する

テレビや雑誌では「鶏のささみは低脂肪高タンパクなので身体づくりに良い」、「鉄分補給の為にほうれん草をたくさん食べると良い」などという話がよく喧伝されています。これらの情報には注意が必要です。というのも人間はそもそも雑食動物です。様々な食べ物をバランスよく食べる必要があります。鉄分が足りないからといって、ほうれん草ばかり食べていたらバランスが崩れてしまいます。

また、人間には摂取した栄養を体内で調節する力があります。多く摂り過ぎたものは便として排出されますし、足りないものは他の栄養素から変換されます。栄養素を変換するには一つの条件があります。それは太陽の日を浴びることです。

たとえば、牧場で草を食む牛たちのことを考えてみてください。彼らは基本、草だけを食べて、あれだけの大きな体をつくっています。食べている草には、血肉のもとになるタンパク質や、強い骨を育てるカルシウムが、けっしてふんだんに含まれているわけではありません。にもかかわらず、大きなもので3メートルにも成長するのは、牛たちの体内で食べた草が変換・蓄積されたうえで２００％有効に活用されているからこそです。それを可能とするのが太陽の力です。牛は日の光を浴びながら草を食べています。太陽からエネルギーを吸収し、そのエネルギーを利用して食べた草の栄養素を変換しているのです。また、牛は草の葉の部分だけを食べるのではなく根や土も食べます。

食べ物をまるごと食べるということもとてもよいことです。全体を食べると栄養のバランスが整います。例えば鶏肉を食べるにしても、ささみだけを食べるのでは油や鉄分などが足りません。鶏を丸ごと一羽食べれば、鳥の皮から油を、内臓からは鉄分などを摂取することが出来ます。もちろん、鶏一羽を丸ごと食べるのは大変ですが、さまざまな部位を食べる心がけが重要です。

これが、自然とりわけ「地」の恵みを糧として生きていくということであり、真の意味の「医食同源」にほかなりません。

しかしながら、今や誤った考え方が主流となり、店頭では栄養素ごとのサプリメントや、「○○に効く」とうたいあげたさまざまな健康食品が花盛り。選ぶ側の皆さんも、「これで栄養バランスはばっちり！」と妄信しているのですから、何をかいわんやです。

結果、長期間にわたり同じ健康食品を摂り続けたあげく、腎臓などほかの部分を弱めてしまう人は後を絶たず、そうした患者さんが私のもとへも多数おとずれます。これこそ「木を見て森を見ず」あまり、人間を全体としてとらえられない西洋科学、西洋医学の弊害であり、「プラス思考」の典型にほかなりません。

人工的に精製された食品は、たとえ一時的には効果らしきものがあるにせよ、体のなかで完全に分解され、無害になっているかは何十年も後でないとわからないものです。第一、自然のものに手を加えれば加えるほど、本当の意味での栄養素は少なくなるうえ、食品として摂取した場合にきちんと取り込めるはずの「気」――陰陽と五行のバランスをとるうえで不可欠な存在も、ほぼ失われてしまいます。

私の場合、食養生で特に何かをおすすめする際も、患者さんごとの環境条件（生まれ育った場所や現在住んでいる土地、発病の時期……など）をしっかりと踏まえたうえ、何世代にもわたって食べ続けられてきた自然の食品しか選びません。また、たとえば「鉄分が不足して貧血気味」という場合も、ただそれを補えばよいというだけでなく、その吸収あるいは排出にかかわる部分が何らかの原因で弱っているからではないか、という点も含めた臓器全体のバランスを考えた対処を心がけるようにしています。

人間の体は、体の内外の環境（＝五行と陰陽）の微妙な関係、バランスによって健康状態を保つもの。「プラス思考」に基づく、たんなる足し算や引き算で単純に対処することはできません。皆さんには、いま体に本当に必要なものは何か？　を常に考えたうえで正しい「プラス行動」をとるようにしていただきたいものです。

第4章

「プラス思考」と戦う「天・地・人」の哲学　その③

人＝健康＝心身の状態を正しく把握する

不通則痛――「気」の流れが滞ることで病気になる

「天・地・人の哲学」の説明、残るは**〈人＝健康＝心身の状態を正しく把握する～「気」の原理〉**についてです。

前に説明したとおり、私たち人間は取り囲む自然の変化の影響を常に受け、それとかかわりあうなかで、体・心ともにたえずゆれ動いています。ここで、取り囲む自然とは、すなわち「天＝時間」そして「地＝場所」のこと。もう少し詳しく言えば、時間にかかわる〝陰陽〟と場所にかかわる〝五行〟それぞれのうつろいと響きあうように、心身の状態も刻々と変化している。これら3つのたえざる循環が、そのときどきのベストなバランスで重なりあって、望ましい「中庸」の状態が生まれるのです（図18）。

天・地・人の微妙なチューニングによって生まれる「中庸」は、その意味で〝固定〟した状態ではなく、それ自身が動き、変化し、よりよい状態へと前進する〝途上〟とも言うべき状態。それを生み出すうえで、天＝陰陽と地＝五行のうつろいに呼応・共鳴しているのが、ずばり人＝健康における「気」の流れと、それをつかさどる――

図18　理想の「中庸」の状態

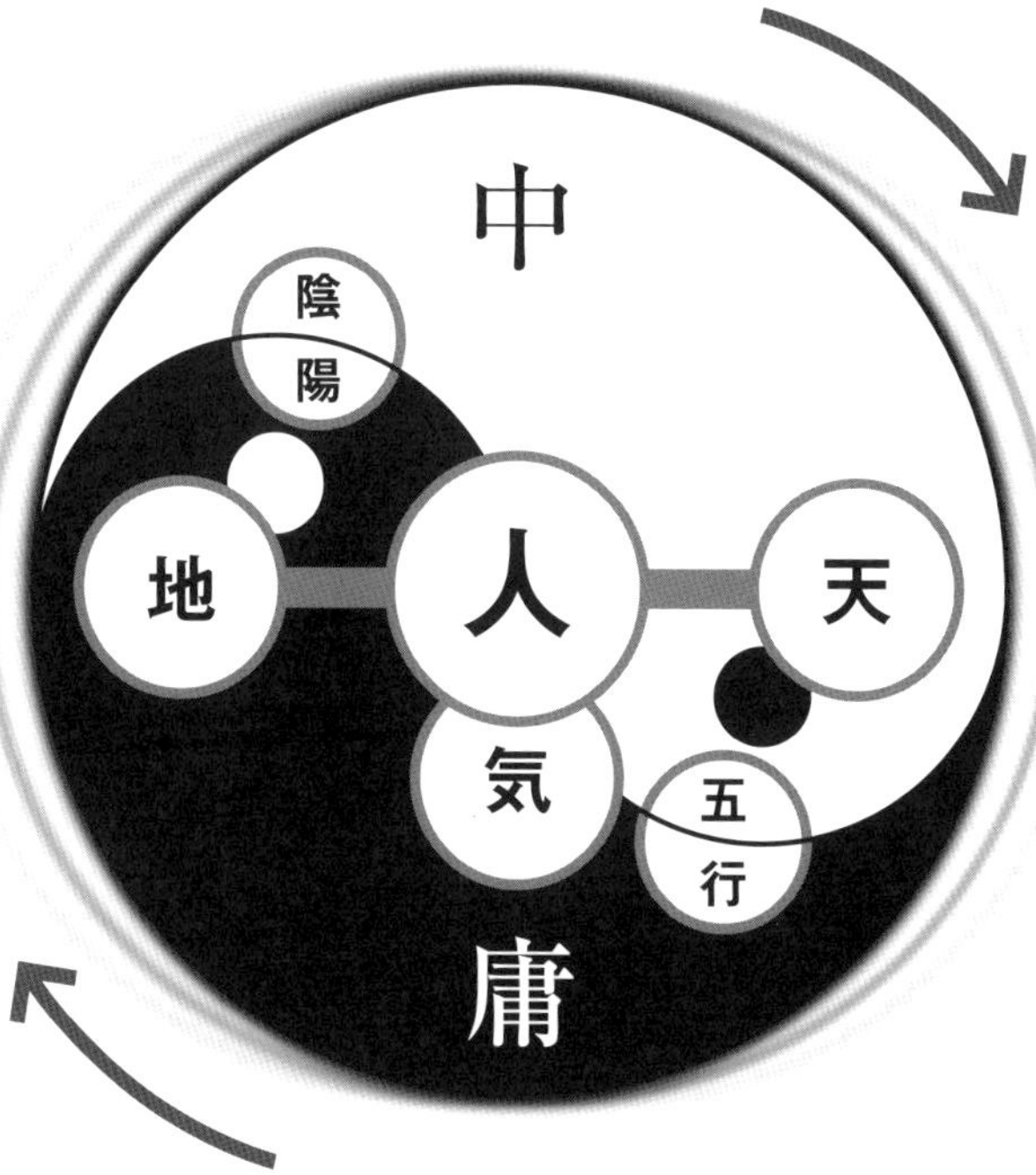

「天・地・人」のベストなバランス〝中庸〟
それは、常に動き、変化し、よりよい状態へ
向かって前進していく

●私たちの体内には「気」が循環し、その力によって健康が保たれている

●〝良い気〟を入れて〝悪い気〟を出すとともに、陰陽の気のバランスをとることが大切

という原理です。

「気」とは、これまでも何度かふれているように、一種の〝生命エネルギー〟です。「気」は後述するように一定の流れによって体のなかをめぐっており、その通り道を中医学では「経絡《けいらく》」と呼んでいます。具体的には、人体に無数にあるツボとツボを縦横に結ぶ網の目のようなルートが「経絡」であり、ここで言う「ツボ」は気の流れや出入りを中継する〝基地局〟のようなもの。この部分を、気功や鍼灸《しんきゅう》によって刺激することで気を流れやすくし、病気や心身の不調の予防・改善ができます。

経絡はおおまかに12の系統に分類されますが、細かく見ていけば、頭のてっぺんから足の指先にいたるまでこれが存在しない場所はありません。生きている限り、全身にはくまなく「気」が流れているのです。

生命エネルギーである「気」は、人間だけでなく、動物や植物など生きとし生けるものすべてがもち、これをコントロールすることで生きています。そして、この目には見えない「気」の流れが滞りなく、スムーズに体をめぐっているときに、私たちはまさしく〝元

図19　「気」の流れがつまると〝病気〟になる

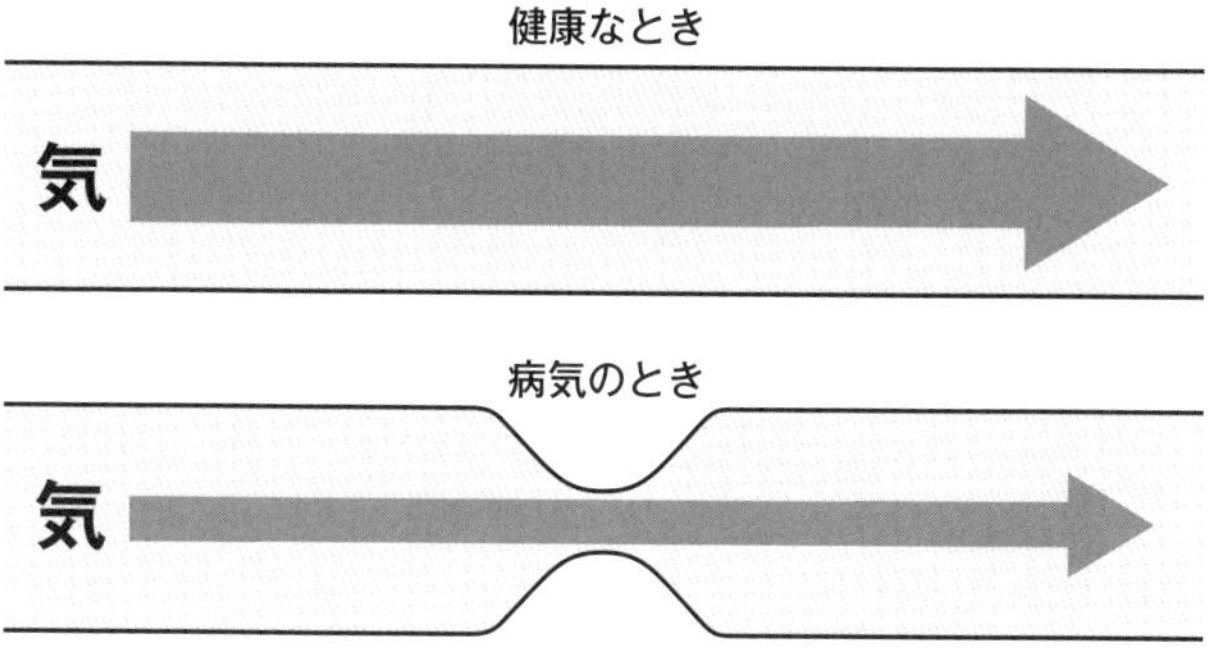

経絡が通じにくくなることで「気」の流れが滞り、その場所に悪い気がたまる

気〟でいることができ、反対に流れが悪く、滞ってしまうと〝病気〟になるのです（図19）。

中医の世界には「不通則痛」――「通らざれば、すなわち痛む」という、とても重要な言葉があります。読んで字のごとく、体のなかでちゃんと通じていないところがあると痛みとなる、という意味で、血管や神経、筋や骨、なかでも「気」の通り道である「経絡」のつまるのがよくないとされます。

体のなかの流れがつまると、なぜ悪いのか？　これについて、私の最初の師・賈永斌《ジャユンビン》先生は煉《れん》瓦《が》のたとえで教えてくださいました。それによると、新しい煉瓦というのは割れにくいため、職人さんがこれを割るときはあらかじめ水につけて、たっぷり水分を含ませるのだそうです。

そうしておいて包丁のような刃物をエイ！と振り下ろすと、不思議なほどスパッと切れるのだとか。

ここで、煉瓦に水を吸わせるのは、そうすることでなかに無数にあいた空洞を水でつまらせるのが目的。煉瓦は、その空洞に空気が通じているときはとても丈夫ですが、つまっている——すなわち通じていないと、とてももろくなるのです。賈先生は、それと同じことが人間の体にも当てはまるのだと言い、まだ若かった私は「通じていないことが悪い」とおぼろげに理解したものでした。

妄想が悪い気を生み、体内にガンをつくってしまう

ならば、本来スムーズに流れていなければならないはずの「気」は、どういう理由でつまったり、通じなくなってしまうのでしょう？

『黄《こう》帝《てい》内《だい》経《けい》』では、その原因を、「経絡」のなかに〝悪い気〟がたまり、そのせいで「気」の流れが滞ることに求めています。

たとえるなら、清らかな川の水のように、体のすみずみへ生命力を送り続けている

「気」の流れ。しかし、どれほどきれいな川であっても、ひとたびゴミや汚れた水が流れ込むと、それがたまってそこに〝淀《よど》み〟が生まれます。流れの淀んだところでは、さらにゴミがたまったり、水が腐ったり、その影響は時間とともに上流下流へじわじわ広がっていきますが、気の流れである「経絡」でも同じようなことが起こるというのです。

川に淀みをつくるのがゴミや汚れた水なら、「気」の流れである「経絡」を滞らせるのは〝悪い気〟です。でも、そもそも「気」によい、悪いの区別などあるのでしょうか？

「気」は生命エネルギーである——そう聞くと皆さんは、これすべて人間の健康にとってよい方向に作用するものと思われるかもしれませんが、そうとは限りません。というのも、このエネルギーには、プラスの作用をするものとマイナスの作用をするものの2つがあり、プラスである〝良い気〟は体や細胞の働きを活性化させる反面、マイナスである〝悪い気〟はその働きを鈍らせたり妨害したりするからです（図20）。

では、具体的に悪い気によって経絡の流れが滞り、病気になるのはどういう場合かを見ていきましょう。

じつは、〝悪い気〟は、皆さんご自身の体のなかでつくってしまう場合と、体の外から入ってくる場合の大きく2つに分けられます。このうち、自分の体のなかで〝悪い気〟が

図20　悪い気が流れを妨げる

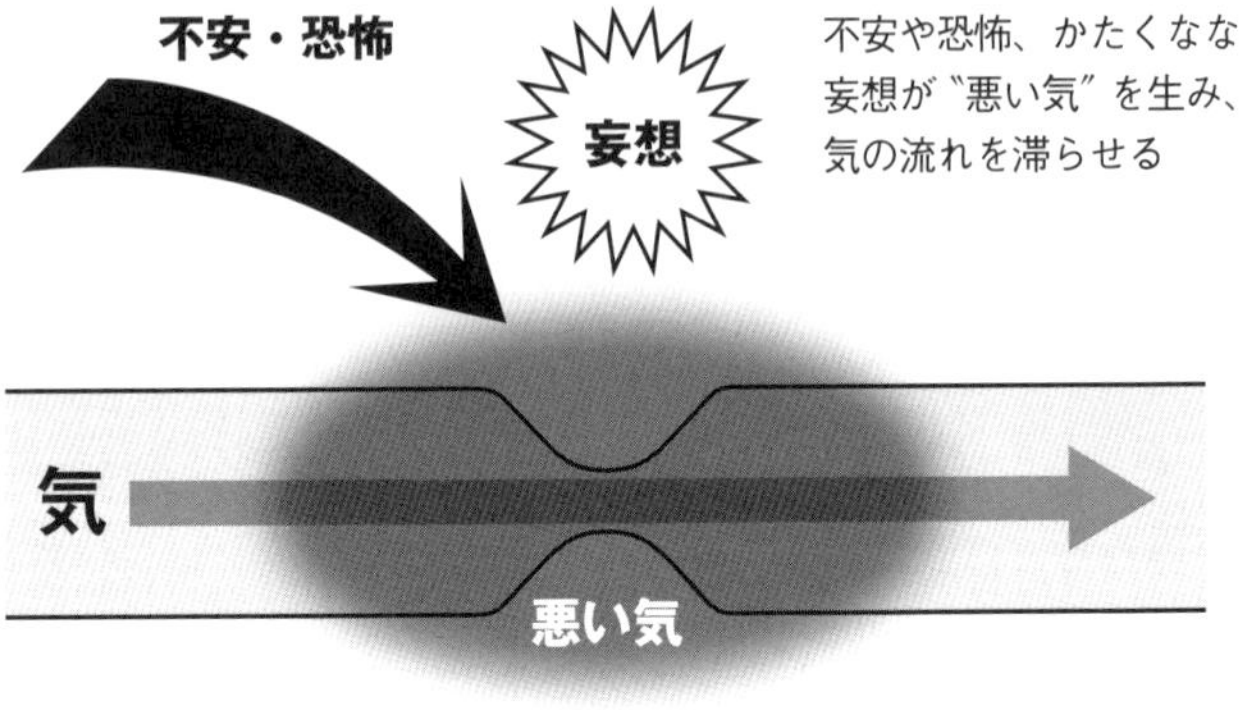
不安・恐怖
妄想
不安や恐怖、かたくなな
妄想が〝悪い気〟を生み、
気の流れを滞らせる
気
悪い気

生まれてくるのには、意外にも脳が担っている、思ったり考えたり、悩んだりする精神活動が関係すると『黄帝内経』をはじめとする中医学では考えます。具体的には、脳が生み出す特定の感情が過剰になることで、胃や腎臓など各臓器とを結ぶ経絡の流れが悪くなる……それによって、それらの臓器が病気になるというのです（感情と臓器の詳しい関係は181ページ参照）。

ここでは、ガンを例に考えてみます。

「ストレス社会」「大競争社会」と言われる現代、皆さんは日々、さまざまな不安や心配を感じていると思いますが、こうした不安や心配は、すべて思考=脳がつくり出しています。たとえば「○○でなかったらどうしよう」や、逆に「〇〇だったらどうしよう」などと、いま現在ありもしないこと、あるいは考えてもどうしようもないことに、人は思い悩み、考え込むもの。経絡を滞らせる〝悪い気〟は、こうした不安や恐怖などのマイナスの感情が増えすぎることで、知らず知らずのうちに体内に増えていきます。

こうして、経絡がつまり、弱った臓器が正常に働かなくなると、体は「弱くなったところを強くしないといけない」と判断して、もっと強い細胞をつくろうとする。もともと、喫煙や食生活の偏りなどのせいで、気の流れが悪くなっている場合などはなおさらです。かくて細胞は異常なほどの増殖を起こし、入ってくる栄養を独り占めにして、周辺の細胞まで悪影響を及ぼすほどの非常に強い細胞を生み出します。いわゆる、細胞のガン化です（図21）。

このように、体内にガンをつくるというのは、自分自身でガンを育てる〝悪い気〟を生み出すことがそもそもの原因と言えます。事実、私がこれまで600名以上のガン患者さんの「気」を調べたところ、頭をめぐる４ヵ所の大切なツボで、必ずと言っていいほど「気」が流れなくなり、〝悪い気〟が発生していました。

ここで、きっかけとなる不安や恐怖はマイナスの感情ではありますが、これにしばら

図21 「妄想」がガンをつくるしくみ

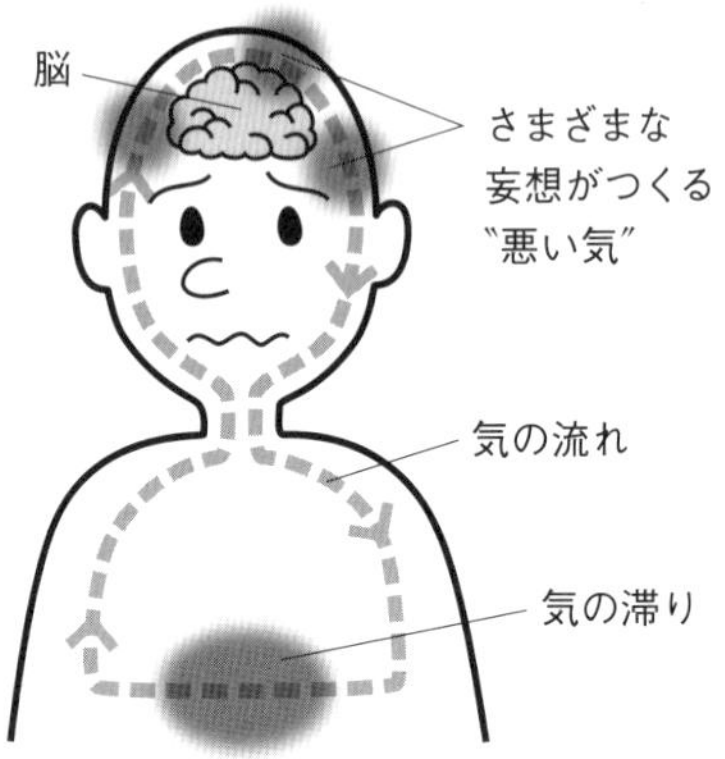

① 脳が生み出す妄想によって〝悪い気〟ができ、体の弱い部分に気の滞りが起こる

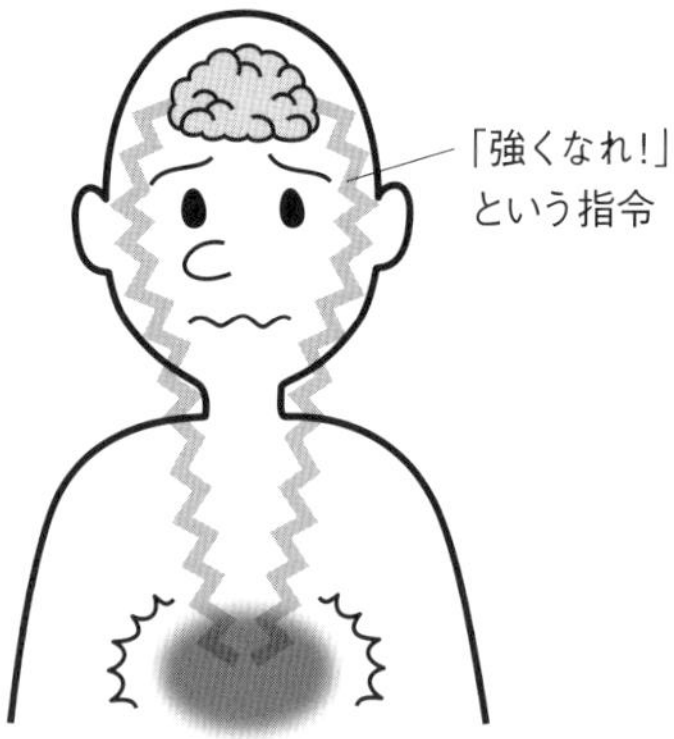

② 気がつまり、弱った臓器の細胞を強くしようと脳が指令を出す

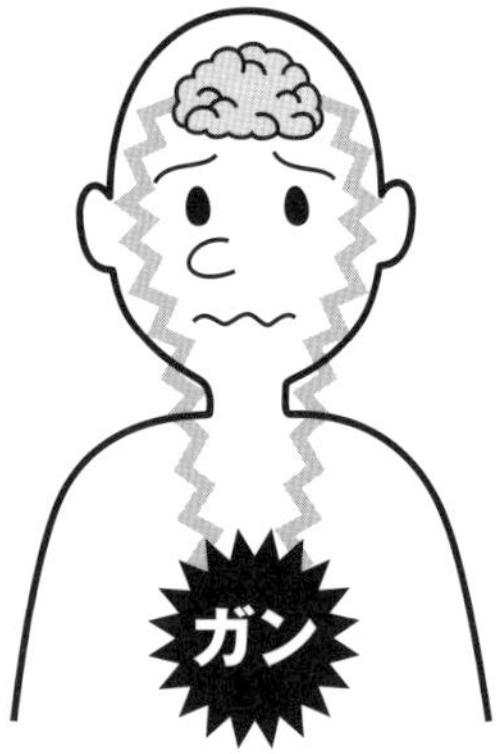

③ 細胞が異常に増殖し、非常に強い細胞＝ガンが生まれる

れ、ほかが見えなくなっている状態は、やはり〝妄想＝プラス思考〟にとらわれていると言えるでしょう（24ページ参照）。

　プラス思考が病気をつくる例は、こんなところにもあらわれています。

体外から取り入れられる「情報としての気」

「気」の流れを滞らせ、病気をつくる〝悪い気〟には、さまざまな機会を通じて体外から入ってくるものもあります。

もともと「元気」とは、人間が本来もっている〝先天の気〟とも呼ばれる生命力のこと。これに、生まれた後の飲食やさまざまな生活習慣、養生法や運動、日常の気の交換などを通じて獲得した〝後天の気〟が加わり、人がもっている「気」となるのです。

　このように私たちは、体内で常に「気」を循環させるとともに、体の外から新しい「気」を取り入れています。その際、〝良い気〟を取り入れて体内に循環させる一方、〝悪い気〟の場合は外へ出すなどの処理をする力が本能として備わっているのですが、ときに処理しきれないほど悪い気が流れ込んだりすると、それが経絡の途中で滞り、淀んでしまう。こうした悪い気の淀みは、もともと体の弱っていた箇所にできやすく、やがてはそこにつながる臓器の気の流れがつまり、病気を引き起こします。

こうした見方に立つとき、「気」とはある種の〝情報〟である——という見方ができると言えるでしょう。「この店は雰囲気がよい」とか「ここ、ちょっと気味が悪い」などと表現するように、その場の気の集まりは情報として把握されます。これは人に対しても同じことで、皆さんにもそれぞれ「気が合う人」がいれば、「気にさわる人」もいるはずです。

人間は〝良い気〟に接し、これを体内に取り入れれば、健やかな生活、幸せな毎日を送ることができます。逆に、〝悪い気〟にふれたり、これが体のなかに入ってくると、病気になったり、何をやってもうまくいかなかったり、ハッピーとは縁遠くなるしかありません。

この場合の情報とは、つまり〝陰〟と〝陽〟の配列です。現代では、すべての情報を0と1のデジタル情報であらわしますが、それと同じと考えていただけばよいでしょう。デジタル情報では001と010では、数字の配列がひとつ変わるだけでも、その意味する内容はまったく違ってしまいます。

それはたとえば、最高の名曲と言われるような歌が、プロの歌手が歌うと素晴らしい名唱として私たちを感動させるのに対し、音痴と呼ばれる人にかかると聴くに堪えず、気分まで滅入ってくるのと同じかもしれません。もとは同じ名曲の楽譜（＝情報）でも、音程が少し違うだけで、人を感動させもするし、逆に不快な気持ちにもさせる。〝陰〟と〝陽〟も同様で、場所により、人によって、あるいは目にするものやひとつの言葉によって、皆さんが受け取る〝陰陽〟の情報は〝良い気〟にもなれば、〝悪い気〟にもなります。

その意味で、先にあげた自分の思考が体内で〝悪い気〟を増やすケースも、「妄想」というよくない情報によって経絡のなかで「気」の淀みが発生。これに誘われるようにして体の外から〝悪い気〟がどんどん流れ込むことで、いよいよ「気」の流れが悪くなるという悪循環が起こっていると考えることができるでしょう。

死や病気にまつわる「情報」が〝悪い気〟をつくる

健やかで幸せな人生のためには、何よりも〝良い気（情報）〟を大切にし、〝悪い気（情報）〟を近づけない（近づかない）にこしたことはない。それこそは、健康のための「プラス行動」の極意でもあります。

ならば、「気」の流れを悪くする、情報としての〝悪い気〟にはどんなものがあるでしょう。

まずは、一般的に言って「不幸」の典型である、死や病気にまつわるもの。たとえば、病気になるというのは前述のように体内の陰陽の「情報の乱れ」ということですから、その患者さんが発する「気」そのものも陰陽の情報が乱れたものになっています。当然、その周囲には乱れた〝悪い気〟が多くなり、これが体内に入ることでそばにいる人も同じように病気になることが少なくありません。

しばしば「あの家はガンの家系だから」とか、「うちは代々、呼吸器系が弱い」などと言うことがありますが、これらの場合も遺伝というより、日常からそれらの病気の情報に接する機会が多いためと考えられます。つまり、ガンや呼吸器病になった家族の〝悪い気〟が、情報として周りの人にコピーされ、一般の人よりも発病のリスクが高まってしまうのです。そもそも、西洋医学で〝ガンの芽〟などと言われる最初期のガン細胞は、一日に5000〜6000個もできては自然に消滅しているといい、それがあるときを境に、ある人だけに急増殖するのは、こうした点に理由があります。

病気の場合、悪い情報としての「気」はその多くが重い〝陰の気〟として、足の裏から出ていくため、看病や付き添いの方は、絶対に患者さんが寝ている足先でおやすみになったりしてはダメ。そうした例は、私が診てきた方のなかにもとてもたくさんいらっしゃいますし、ガン患者のご主人の足元にいつも控えていたペットの忠犬が、同じくガンになって死んでしまった話さえあるほどです。

一方、この悪い情報は、患者さんが亡くなった後も、使っていた部屋、思い出の遺品、遺影や仏壇などに保存されるため、のちのちのご家族も同じ病気に罹患《りかん》しやすくなります。どうしても思い出の遺品等を残したい場合は、除霊法術をしてそれらの品に強い良い情報を入れることができ、そうすることで悪い情報を取ることもあります。お墓参りなども、そうした死や病気の〝悪い情報〟としての「気」が入り込む機会となりますので、あまり熱心に通い続けるのは体にとっていいことではありません。

実際、年齢とともに「気」の弱った高齢の方などは、親しくされていた方のお葬式や墓参りに行かれた後、今度はご自身が寝付いたり、悪くすると亡くなってしまうというケースが、私の経験でも少なからずあります。体調の悪い方やご高齢で体が弱っている方がお墓参りを控えることは、決してご先祖様に不義理ではありません。無理してお墓参りすることによって、あなたが体調を崩されたらご先祖様も悲しみます。ご自身の体調を見極めて、無理をしないのが肝要です。

こうした病気や死にまつわる〝悪い気（情報）〟には、皆さんがそうとは知らないうちに接してしまっている場合も多々あります。

よくある「交通事故が多発する場所」「不幸の続く家」「物騒な犯罪が頻発する街角」「入院すると出てこられない病院」などはその典型です。こうした場所には、事故や犯罪の当事者、病死した方たちの想いが〝悪い気（情報）〟として残りますので、たまたまそこに来合わせただけで、その「気」にふれて同じような不運に見舞われる人が多くなります。

私の気功院には現役のお医者さんや看護師さん、介護職員の方が本当にたくさんおいでになりますが、そうした方々も日々患者さんと真剣に向き合う結果、病気の情報を直接的に受けるのが不調の原因であることは明らかです。特にこのような職業の方々は、気功の練習等をして気を強くし、経絡をコントロールする力を身につけたほうがよいと私は思います。

また、これらの不幸にまつわるテレビ、新聞などの報道からも、〝悪い気（情報）〟は体に入ってきますので、あまり関心をもちすぎないのが吉。とりわけ、疲れているときなどは、「気」の流れも悪くなっていますので、これらの〝悪い気〟を取り込まないよう気をつけてください。

〝悪い気〟は身近な対人関係のうちにひそむ

情報としての〝悪い気〟は、しばしば日常の対人関係のうちにもひそんでいます。

先に「気が合う、合わない」というたとえをひきましたが、その表現のとおり、人間と人間には、たがいにすぐ通じる関係もあれば、どうしてもうまくいかない仲というのもあるものです。厳密には、「気」と人の仲の良し悪しというのはいささか違いますが、ともかくも、人と人の間には「気」を介した相性があるのは間違いありません。

たとえば、いわゆる「明るい人」というタイプの人がいます。こうした人の場合、体内の「気」のバランスが適度に〝陽の気〟の勝った文字どおりの「陽気」の持ち主のため、その〝良い気（情報）〟が周囲の人の気にも影響を与え、なんとなく明るくハッピーな空気になるものです。

これが逆に、むやみに「暗い人」の場合、「気」のバランスは相当に〝陰の気〟に傾いていますので、おのずと〝悪い気（情報）〟が周囲にも伝播《でんぱ》して、悲しみや不安に包まれてしまいます。

ただし、ここで注意していただきたいのは、明るく陽気の勝った人と、いわゆる「プラス思考」とは同じではないという点。プラス思考というのは、ポジティブな感情にせよ、ネガティブな感情にせよ、ひとつの考えにこり固まり、その「妄想」に従うだけの人であって、いわゆる気質の明るい、暗いには関係がありません。

「プラス行動がとれる人であれば、物事を明るく考えつつ「最悪の事態」には備えていますし、悲観的でいながらも事態を打開する術はきちんと考えているはずです。中国ではこうした思考法を「安不忘危」すなわち「平穏のなかでも危険を忘れない」と呼び、特定の感情に引きずられない「中庸」に基づいた行動をすすめています。

人間関係について、もう少し見ていきましょう。

最近ではパワー・ハラスメントという考えが広まって、かつてほどではないようですが、会社の上司がむやみに怒りっぽい人だったりすると、周囲、とりわけ部下たちは大変です。こうした怒りの感情は、じつは五臓のうちの肝臓と密接につながっており（184ページ参照）、自らの怒りがさらに怒りを増幅させる悪循環に陥っていると考えられます。

すなわち、五行でいう「木」にあたる肝臓がつかさどる〝怒り〟の感情は、心臓の「火」によってメラメラと燃え（五行と臓器の関係については104ページ参照）、体内の「気」

は山火事のごとく、急激かつ猛烈に〝陽の気〟の強い状態になる。強まりすぎた陽の「気」は体の上へ上へ、つまり頭へと集中し、いよいよイライラがつのって、怒りのあまり脳卒中の発作を起こすことにもなりかねません。

こうした人の部下は、常に怒鳴られ、面罵《めんば》され、怒りの感情をぶつけられているために、その〝悪い気（情報）〟が体内に入り、たまりにたまったあげく、五臓でも恐怖心や不安の感情につながる腎臓の気の流れを悪くします。後述するように、腎臓は体内の「気」のめぐりの要にあたる臓器であり、とりわけ陰の気を処理する役目を負っていますので、これができなくなると、ますます不安が高まり、ついには鬱病などの心の病につながる恐れもあるのです（図22）。

対人関係による〝悪い気（情報）〟の影響は、直接接するものだけとは限りません。典型的なのは絵画や音楽など、アーティストと呼ばれる人の手になる作品を観たり、聴いたりする場合です。彼ら芸術家と呼ばれる人たちは、生来もっている「気」が強く、アウトプットされる作品にも、それが強く吹き込まれています。そうしたなかでも、ときに行きすぎた怒りや悲しみの「気」に満ちた作品は、接する人にとって〝悪い気（情報）〟になることが少なくありません。

図22　外からの〝悪い気〟が心の病をひき起こす

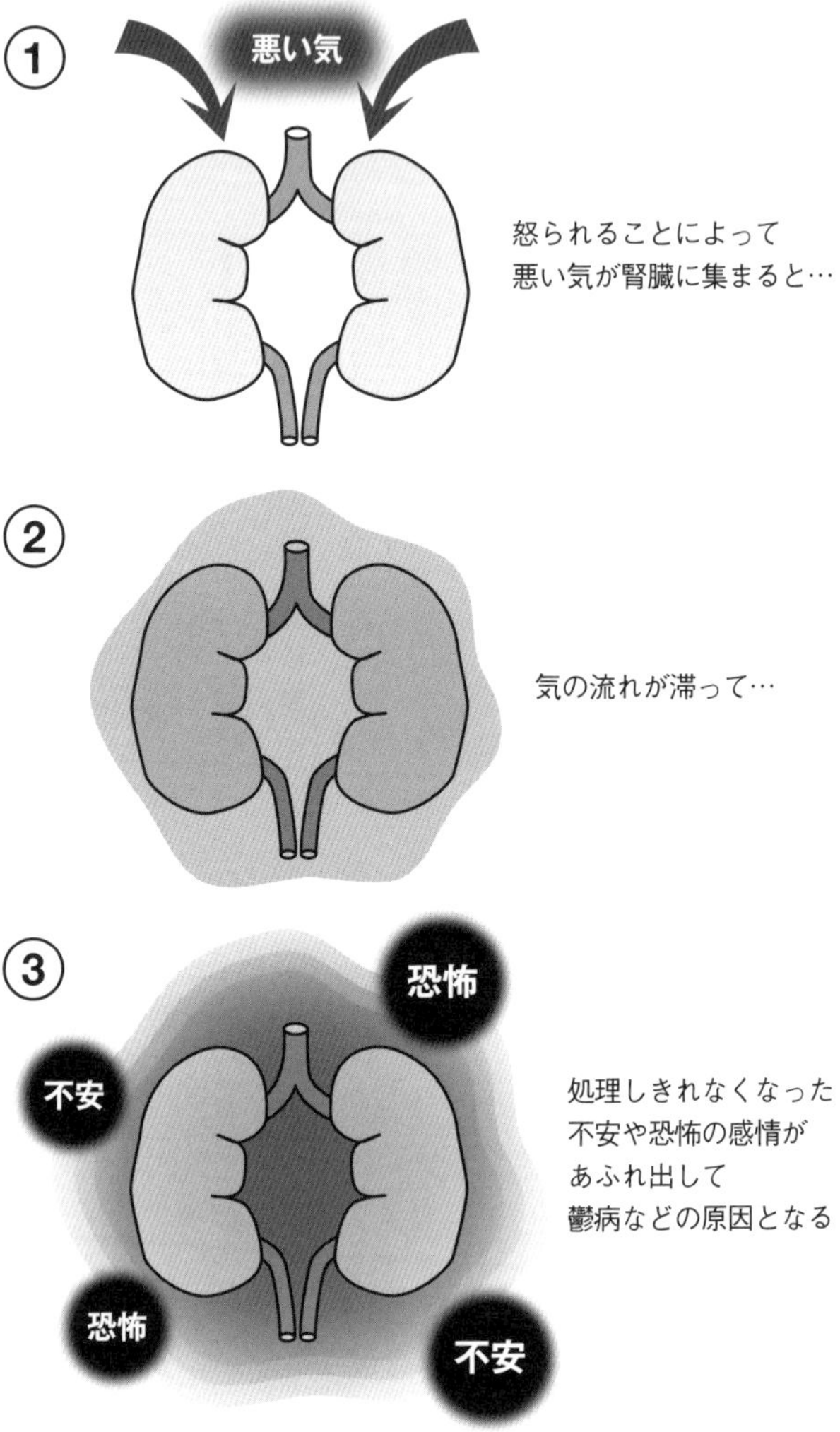
①
悪い気
怒られることによって
悪い気が腎臓に集まると…
②
気の流れが滞って…
③
恐怖
不安
恐怖
不安
処理しきれなくなった
不安や恐怖の感情が
あふれ出して
鬱病などの原因となる

もちろん、落ち着いた構図や画題、色彩で描かれた絵画作品、メロディやハーモニーの美しい楽曲などであれば、〝良い気（情報）〟として鑑賞する側の気の流れもよくなります。しかし、たとえばゴッホの晩年の一種狂的なまでの形象と色に満ちた作品や、ノイズの洪水としかいいようのないある種のロック・ミュージックなどは、こちらの「気」がよほど充実していないと〝悪い気（情報）〟として流れ込んでしまう。芸術としての価値はさておき、「気」の流れという点では、そうしたことにも気をつける必要があるでしょう。

「天＝時間」と「地＝場所」が決める「気」の良し悪し

皆さんが接し、体内に取り入れ、あるいは体内でつくり出す「気＝情報」の良し悪し。その違いは、ここまでに見てきた「天＝時間」や「地＝場所」にも大きく影響されます。というのも、これらの原理にかなった「プラス行動」をとることは、結果として体内の「気」の流れをスムーズにし、〝悪い気〟の滞りが発生したり、それが体の外から入ってくるのをふせぐ意味があるからです。

天、すなわち時間の流れは、ずばり陰陽の変化――「子午流注」（63ページ参照）に見られるように、一日24時間における陰陽のうつり変わりは、それを意識して活動することにより体内で陰と陽、2つのバランスを上手に調節できます。就寝と起床だけを見ても、陽の始まる真夜中から朝まで、寝ている間に〝陽の気〟を多く取り入れる規則正しい生活が、健康のための「プラス行動」になるのはそのためです。春夏秋冬の四季の変化も同様で、春夏の陽の季節と秋冬の陰の季節のうつろいに合わせ、体内・体外の気のめぐりをよくするための衣食住の工夫は、欠かすことができません。

一方、地、すなわち場所の変化では、それぞれの場所のもつ特性としての五行（78ページ参照）を意識することが大切。今いる場が「木・火・土・金・水」のどれに該当するかを常に考え、〝悪い気〟を上手に回避する必要があります。たとえば、濁った水辺やじめじめした低地、一日を通じて太陽がほとんどささない日陰や、なんとなくヒンヤリ感じる場所など、「水」や「金」の質が強いところには〝陰の気〟がたまりやすいので、できるだけ避けること。具体的には、214ページで紹介する方法で手のひらの経絡を開き、「気」を感じるための準備をします。そのうえで無心になり、リラックスした状態で、確認したい方向へ手のひらを向けてください。そこに心地よい温かさを感じるなら、〝良い気〟が出ている（ある）場所だと言えるでしょう。反対に、冷たかったり、びりびりしたり、不快な感じがするなどであれば、〝悪い気〟の流れている恐れがあります。体を冷やしすぎる冷たい料理や、生の野菜や果実をとりすぎないようにするのも同じ意味です。逆に、日当たりがほどよく、草木がすくすく伸びているような場所や、いるだけでポカポカと感じられる「火」「木」の質の場所を選んだり、温かい料理や適度に辛いものを食べる習慣は〝陽の気〟を増やし、五行の原理にかなっています（図23）。

と、ここまで見てくると、皆さんは「気の良し悪しについては、総じて〝陰の気〟を遠ざけ、〝陽の気〟を養うことがよさそうだ」とお思いになるかもしれません。それはある程度当たっていて――まず、体内の「気」のめぐりは、総じてやや〝陰の気〟が多いため、必要以上に多く接したり、取り入れたりすると、陰陽のバランスが大きく崩れてしまうというのがひとつの理由。体内の気の循環の仕組みについてはのちほど詳しくお話ししますが、陰陽のバランスの崩れは、全体の「気」の流れをいびつなものにするため、総じて経絡に滞りや淀みができやすく、結果として〝悪い気〟が生まれたり、体内へ呼び込むことになります。

そしてもうひとつ、先にあげたさまざまな〝悪い気（情報）〟が、しばしば陰に偏った気のなかにひそんでいるというのも、陰を避け、陽を求める大きな理由です。実際、病気

図23　場所のもつ特性＝五行を意識する

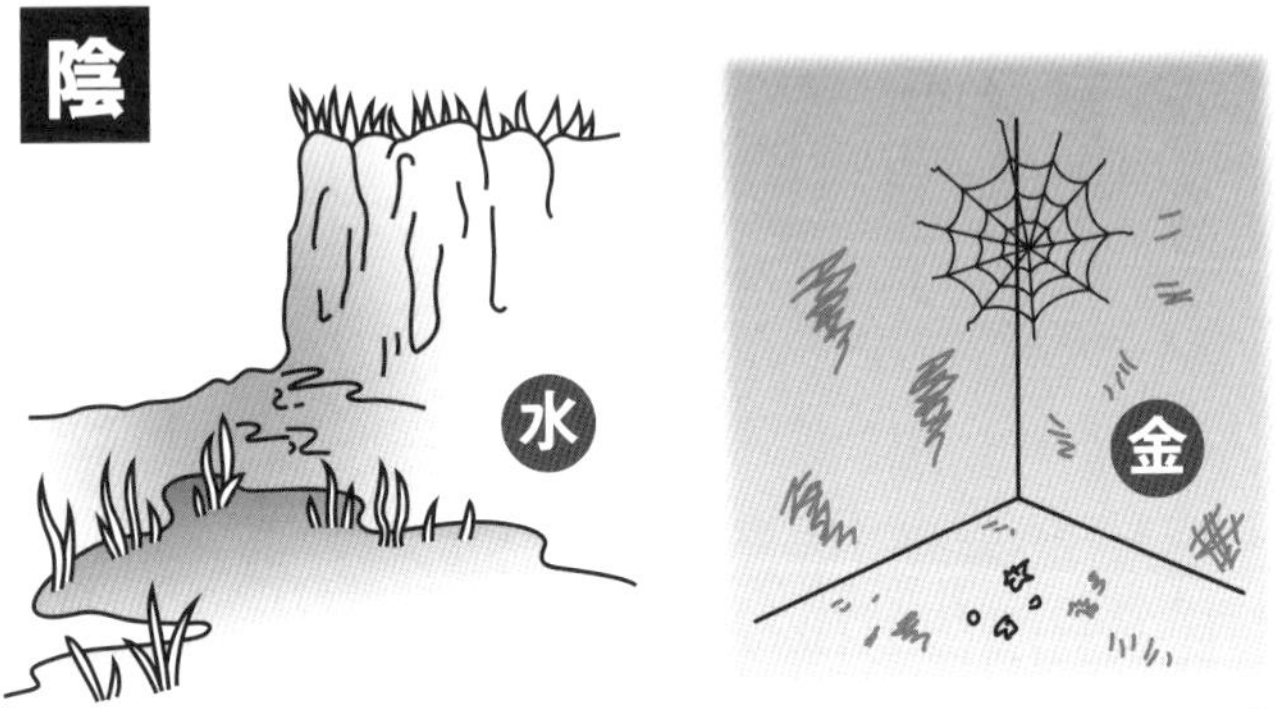

低い土地や湿った水辺　　一日中、日のささないヒンヤリした場所

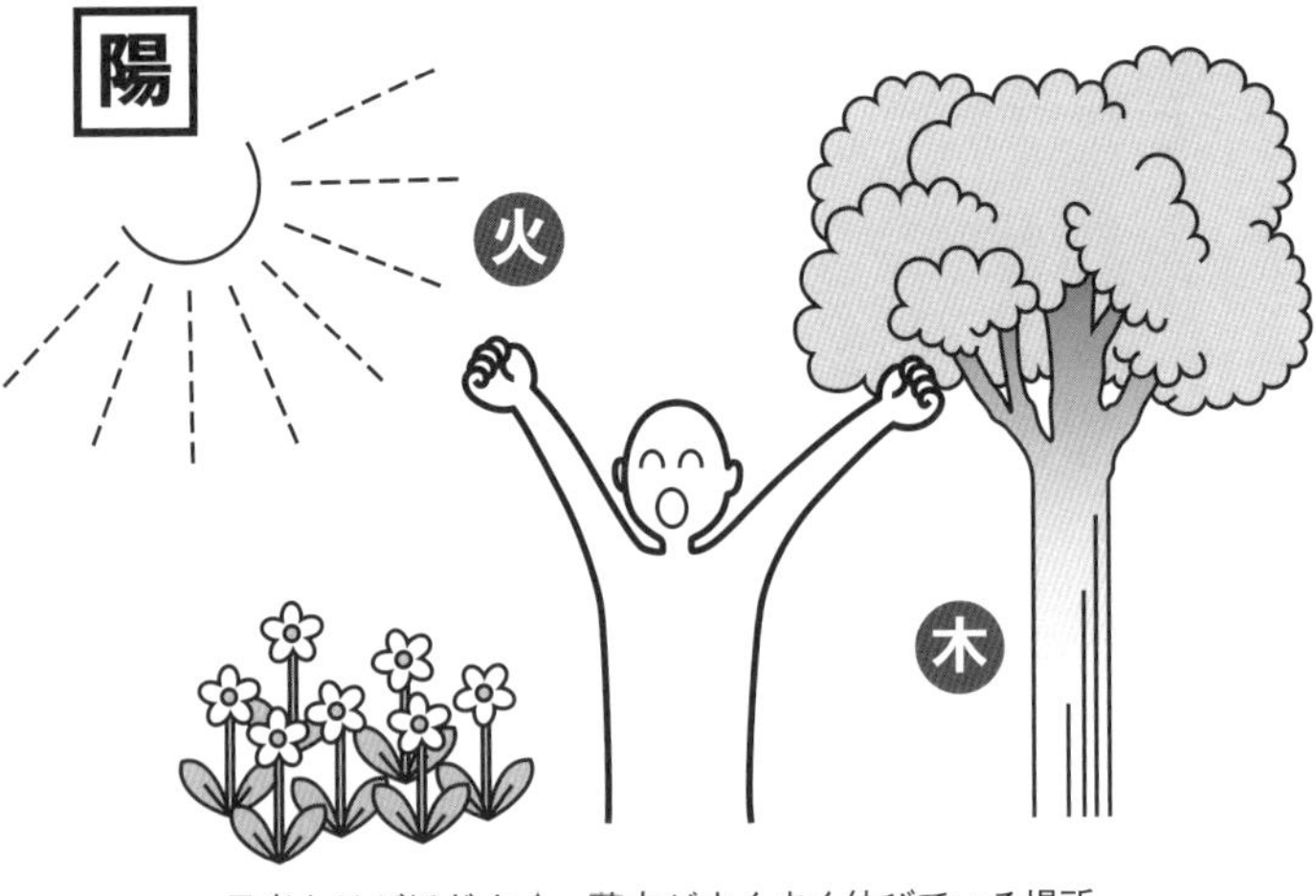

日当たりがほどよく、草木がすくすく伸びている場所

の方の体内の〝悪い気〟は、重く、下へ向かう〝陰の気〟として足裏から流れ出していきますし、人や動物の死、あるいは亡くなった方の残した想いなどの情報は、陰、とりわけ「水」にとけこみやすい性質があります。

陰陽の気の上手なコントロールを身につける

最近はマラソンが大変に流行しており、仕事から帰宅した後、夜間にランニングをされている方をしばしば見かけますが、これもまた〝悪い気〟を避けるという意味では極力やめたいもの。すでにおわかりのとおり、夜間は陰が強まる時間のため、どうしても〝悪い気〟を取り込みやすくなるからです。しかも、静かなところで走りたいという考えからか、大きい霊園や公園の水辺（陰の気が多い！）などをめぐるコースが人気とのことで、これなども死や不幸にまつわる情報が濃い場所であるのを思えば、私などは絶対に走ろうと思いません。そもそも公園のある場所は、かつての古墳や古戦場など〝悪い気〟の漂う〝いわく〟付きの場所であることが多いのです。

運動ということでいえば、ゴルフや野球など大きな動作でボールを打ったり投げたりする競技も要注意。というのも、ゴルフのスイングや、野球のバッティング、スローイングなどは、渾身《こんしん》の力とその後のリラックスの落差から、どうしても体内の「気」が抜けやすくなるからです（とりわけ、ゴルフで「ナイスショット！」の後、うっとりと打球の行く手を見つめているようなときは、足元からどんどん「気」が出ていきます）。

こうした場合、「気」が抜けっぱなしになること自体が悪いのはもちろん、そこをねらって〝悪い気〟が一気に入ってきたりすると、臓器、特に心臓などを直撃して「突然死」を招くことが少なくありません。野球ができるほど広いグラウンドや、山を切り開いたゴルフ場などは〝悪い気〟が濃くただよっている可能性も高いうえ、運動に備えて食べた朝食の消化のため9〜11時は小腸（心臓とは経絡のつながりが特に強いとされています。172ページ参照）に「気」が集中。それが、ちょうど心臓の「気」が放出する時間帯に接しているせいで（68ページ参照）、心臓発作を起こしやすくなります（図24）。とりわけ雨模様や雨上がりなど、空気中の〝陰〟が強まっているときは、マラソンも含めて運動は避けたほうが賢明です。

このように、〝悪い気（情報）〟を避けるうえでも注意したい「気」の陰陽のバランス。とはいえもちろん、陰の気は何としても遠ざけ、陽の気ばかりを取り入れればそれでよい

図24　早朝ゴルフが心臓発作を起こしやすい理由

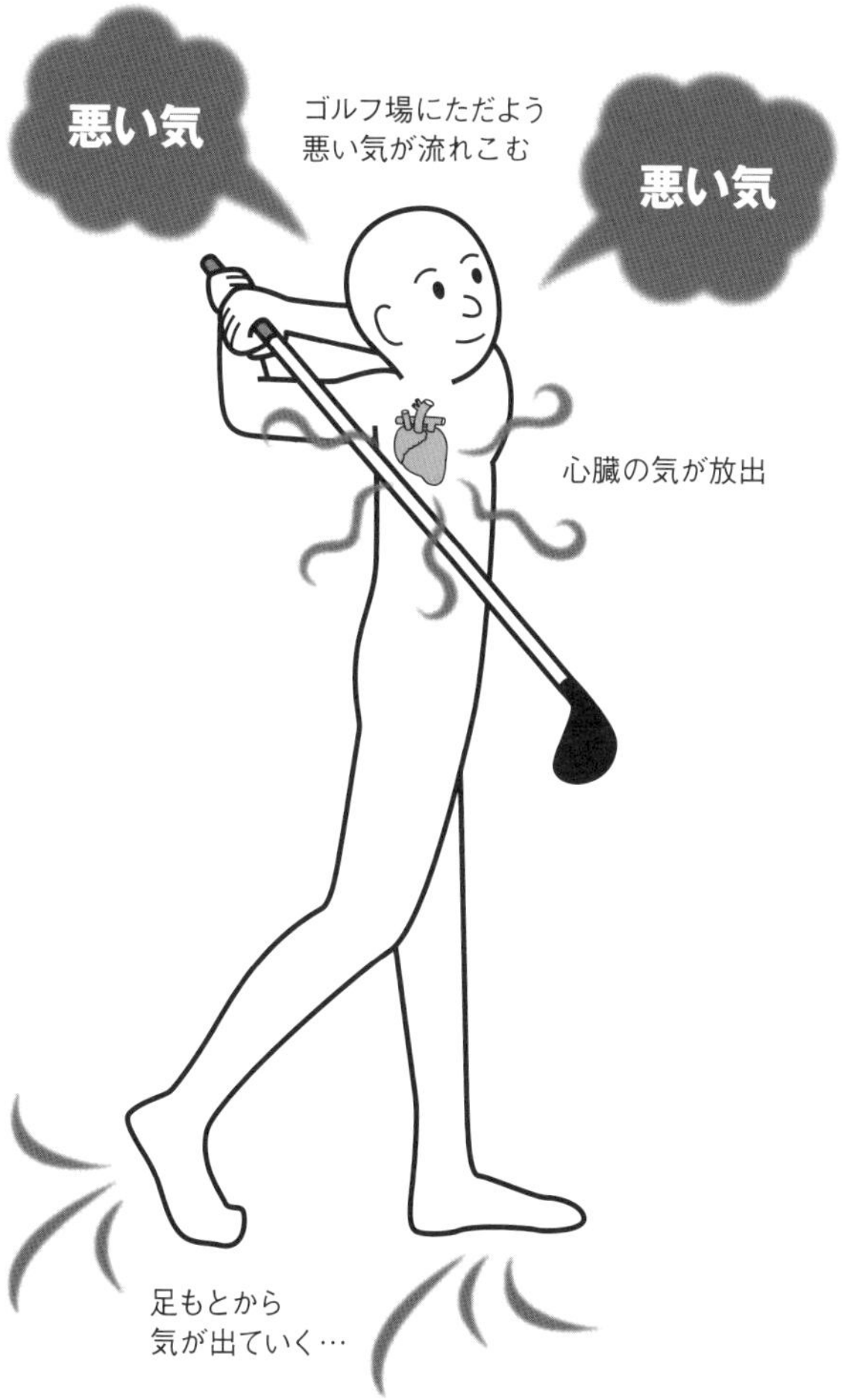
悪い気
ゴルフ場にただよう
悪い気が流れこむ
悪い気
心臓の気が放出
足もとから
気が出ていく…

というわけではありませんので、その点は勘違いされないよう十分な注意が必要です。たとえば、夏の盛り、カンカン照りの炎天下では、体内の気の流れは陽に偏り、どんどん頭のほうへとのぼっていきますので、熱中症や脳梗塞《のうこうそく》のリスクを避けるためにも、日陰に入ったり、冷たい飲み物や食べ物を適度にとるようおすすめします（ちなみに、急な脳梗塞、脳溢血《のういっけつ》の症状が見られた場合、両耳の上先端の血を3滴以上出すと後遺症をさけられると中医学では言われています）。

感情面では、むやみに怒りっぽい人は陽の気が昂《こう》じたあまり、肝臓の調子が悪くなっている恐れがありますので、これをさらに強める辛い食べ物を避け、陰の強いトマトなどを食べてみる。ときには、たかぶった気持ちを静めるため、清らかな水のほとりで陰の気に接してみるのもよいかもしれません。要は、陰陽それぞれを上手に調節する生活をすべきなのです。

運動についても、それ自体はとてもよいことですので、まずは〝悪い気（情報）〟にできるだけふれないよう、時間や場所に留意する。そのうえで、熱中しすぎて「気」が一気に抜けたりしないように、これを上手にコントロールすることが大切です。

気をつけるべきは体内の陰陽のバランスが崩れるリスクであり、「陰＝悪」や「陽＝善」

という単純な理解ではいけません。陰があるから陽がある――その意味で「陰は悪い気だからダメ、陽の気なら何でもＯＫ！」というのは、プラス思考の典型。そんなことにならないよう、時と場所と自分の健康状態（＝天・地・人）にそって、その都度、何が正しいかを考えた「プラス行動」をとるようにしたいものです。

気＝経絡の流れを改善する漢方、鍼灸、そして気功

ここまでのところをまとめると、「人＝健康」の原理を支える「気」の流れ（経絡）を滞らせないため、注意すべきは次の３つのポイントと言えます。

〝良い気〟を入れる
〝悪い気〟をつくらない
〝悪い気〟を入れない

私たちの体内でつくられる生命エネルギーとしての「気」は、基本的には体によいものであり、強いて〝良い気〟をつくろうとする必要はありませんが、先にあげたように、ささいなことがきっかけで生まれる〝悪い気〟は気の滞りを起こし、思わぬ病気のもとにな

ります。同じように、外部から入ってくる〝悪い気〟はできるだけ避け、代わりに〝良い気〟を入れることが大切です。

〝良い気〟というのは、基本的には適度な〝陽の気〟であり、生命力に満ちた夜明けから午前中の時間帯、温かさのあるほっとする雰囲気の場所、聴いていて心地のよい音楽、目にやさしい美術作品のほか、笑いや元気に満ちたストレスフリーの人間関係などが、これを生み出します。一方、陽と陰はバランスで成り立つ関係ですので、適度なうるおいや陰影のある環境、情感にうったえる芸術などにも、必要に応じてふれておきたいものです。もちろん、食生活における陰陽のバランスに気をつけることが必要なのは、言うまでもありません。

これに対し〝悪い気〟のほうは先に紹介したような、死や病気、事故に関する情報や、極端な感情で結ばれた人間関係、マイナスの感興を引き起こす芸術作品のほか、強すぎる〝陰の気〟に満ちた時間帯や場所がこれにあたり、できれば避けるのが賢明でしょう。これらの情報は、ふれることももちろんいけませんが、不安や妄想などをきっかけとして体内に〝悪い気〟を発生させる恐れもありますので、くれぐれも要注意。そして万一、〝悪い気〟が原因となって「気の滞り」が生まれたときは、これをすみやかに取り除き、「不通即痛」による深刻な事態が起こらないようにしなければなりません。

すなわち――

〝悪い気〟を外へ出す「気」の通じないところを通じさせる

ための手だてが必要であり、中医学の世界ではこれを漢方や鍼灸、そして私が専門とする気功（古くは「導引按摩」とも）によって行ってきました。

このうち、漢方は動植物、ときには鉱物を原料とする「生薬《しょうやく》」を患者さんに服用させることで体内の陰陽バランスを微調整し、経絡の流れを改善する方法。用いられる生薬は現在、中国国内で772科目、1万3260種類にもおよび（日本国内では約210種類が厚生労働省により認可）、いずれも古代から長い年月をかけて積み重ねた膨大な臨床と実践の結果に基づいて用いられています。

たとえば、「酒は百薬の長」という言葉も漢方からきたもので、実際に温めた紹興酒をお猪口《ちょこ》に1杯ほど飲むのは、脳梗塞や脳溢血に効果あり。このように、身近な嗜好品であるお酒まで薬にしてしまうあたり、『黄帝内経』に基づく中医学が「天・地・人」に基づいた体内バランスの調整のため、きわめて幅広い視野をもっていた証拠とも言えるでしょう。

「気」を読み取り、流れをよくする気功という方法

一方、鍼灸は、漢方だけで治らない場合など、体に直接刺激を加えて経絡を通じさせるための方法として発展し、中国最古の「商（殷《いん》）」時代（紀元前1600年ごろ〜同1046年）の遺跡からも石や骨でつくった鍼《はり》が出土するなど、こちらの起源も非常に古いことがわかっています。その原理は、全身をめぐる経絡上に無数にある「気」の出入り口である「ツボ」を鍼で刺激し、滞った流れを調整することで病気の改善を行うというもの。時には灸によって熱を加えたり、圧したり、刺したりという施術法は、今日の外科に近いものだったかもしれません（漢方は内科に相当）。

事実、『三国志』の時代（200年ごろ）には、華陀《かだ》という伝説の名医が麻酔を使った手術を手がけた記録も残るなど、中国の外科の歴史はほかの国にさきがけて古い——しかしながら、その後は近年にいたるまで、こうした治療は不思議なほど発展してきませんでした。理由は簡単、中国には切開による手術をせずとも、より直接的に体を治療できる方法「気功」があったからです。

「気功」による、経絡、すなわち「気」の流れの改善には、大きく2つの方法があります。まずひとつめは、〝良い気〟を外から入れ、〝悪い気〟を外へ出すという治療――こうした気の〝交換〟は「外気功」と呼ばれます。

この場合、施術を行う人（気功師）が患者さんの経絡と、そこにちらばる「気」の出入り口であるツボに手をかざし、自らの体内から〝良い気〟を入れるとともに、〝悪い気〟を出すのが一般的です。こうすることで「気」の滞りが解消し、病気を未病の段階で予防したり、仮に発病していても症状を改善することができます。ちょうど、化学の実験などで有害な物質に別な物質を入れることにより、毒素を〝中和〟させるのに似ているかもしれません。

一方、もうひとつの方法は「内気功」と呼ばれるもので、こちらは患者さん自身が一定の修練により体内の「気」を循環させ、自分でコントロールできるようにするもの。具体的には、自らの手で経絡やツボを刺激して「気」の流れをスムーズにし、それによって病気の予防や症状の改善をはかることを目的とします。その際の修練は、当然ながら専門の気功師の指導のもと、正しく行うことが必要です。

私自身は、外気功と内気功の両方の長所を活かしながら、〝悪い気〟を出し（＝〝良い気〟

を入れ)、「気」の通じないところを通じさせることで健康を維持する、「総合気功法」というやり方を長年にわたって続けています。そして、その際にはまず相手（患者さん）の体から発する「気」を感じ、その人が今どんな状態にあるのかを知ることで、適切な施術（気功）を行うのが常道です。

すなわち、前にも書いたように「気」は一種の〝情報〟であり、私たち気功師はそれを通じて「この人は腎臓が弱っているな」とか、「この人は脳に腫瘍ができているな」などと判断しています。それも、患部だけの情報ではありません。体全体の情報を取り、「いつ、どのような場所で〝悪い気〟を受けてしまったのか」という原因を探ったうえで、病気を治すにはどの部分の「気」の流れをよくするべきかを見極めるのです。

この、「気」を通じて情報を取るという場合には、実際に患者さんご本人と対面して手をかざすなどのやり方が理想ですが、私の場合は必ずしもそれにはこだわりません。たとえば、ご本人の書いた手紙などを通じても、その方の「気」は感じ取れますし、電話（携帯電話でも大丈夫）を通じても「気」を感じ、「気」を送ることはいくらでも可能です。

「気」や「経絡」は、見えないから信じられない？

こう言うと、最初はほとんどの方が「信じられない」という顔をされます。

そもそも、「気」というのは、これを自由にあやつれる気功師以外、一般の人には目に見えませんし、その流れである経絡にしても、体を解剖したり、ＣＴなど最新の検査機器で調べたところで見ることができません（中国では、各臓器とこれに関係の深いツボに造影剤を入れ、背中の神経節にあらわれる変化を調べるなどにより、経絡の存在に迫るための研究が行われているそうです）。そのため、西洋医学の先生方はほとんどが、これを「非科学的」であるとして否定され、患者さんたちの多くもまた、これを信じようとしてきませんでした。

そんな状況に対し、私は「論より証拠」で、まずは相手の「気」を読み取るところから施術を始めるようにしています。

たとえば――ある日、私のもとへ、知人から紹介されたというひとりの方が訪ねてこられました。私はその方に手をかざすなどして、すぐに「脳に2ヵ所、何かありますね。脳梗塞か何かでしょうか」と言ったところ、びっくり仰天。というのも、その方は前に一度、脳梗塞で倒れられ、都内の大学病院で治療を受けられたというのです。

しかも、その方は「脳の左側に問題がありましたが、その1ヵ所だけのはずです」とおっしゃいますが、私の感じるところ右のほうにもよくない部位がある。そう言っても、ご本人は半信半疑で施術を受けようとはなさらず、そのときはそのままお別れするしかありませんでした。

ところがそれから数ヵ月のちのこと、その方が再び、あわてて私の気功院へおいでになり、「病院でCTを受けたところ、脳の右側にももう1ヵ所、軽度の脳梗塞が見つかった」とおっしゃいます。こうして、この方は私のことをようやく信じてくださり、その後の施術もうまく運んで無事に回復……ただ、このようにうまくいく場合はよいのですが、なかにはお医者さんと言っていることが違うという理由で、私の説明を信じてくださらない方も多いのが残念な現状です。

手をかざしたうえでの判断でさえ、にわかには信じてくださらない方が多いのですから、手紙や電話を通じての施術となればなおさらですが、これとてもけっして絵空事ではありません。

以前、ある編集者の方から何も告げられないまま1枚の色紙を渡され、「この人の体はどんな状態ですか？」と聞かれた私は、筆で文字の書かれたその色紙に手をかざしたとたん、激しく嘔吐《おうと》してしまったことがあります。色紙から、なんとも言えない〝悪い気〟が飛び込んできたからです。

「この方は、脳梗塞が2ヵ所おありのうえ、ガンもできていますね」とお答えしたところ、その編集者の方は驚いたように「これは、ご本人がお元気なときに書いていただいたものなのに、どうして今の状態がわかるのですか？」とおっしゃいます。聞けば、脳梗塞のことはご存じだったようですが、ガンについては知らされていなかったとのこと（その後、色紙を書かれたご本人からあらためて聞かされたそうです）……このように、その方の「気」がもつ情報は遠く離れていても、時間の隔たりがあっても、伝わる人には伝わってくるのです。

〝失われた本能力〟としての気功の力を取り戻す

しかし、そうした〝証拠〟を前にしても、日本では専門のお医者さんは気功の存在をまず認めようとしませんし、患者さんの多くも同様です。まさに「西洋医学こそすべて」とのかたくなな思い込みであり、「病院で診てもらっていれば、どんな病気も大丈夫」というプラス思考の最たるもの。私自身は「病院にかかってもムダ」などというつもりは毛頭ありませんし、前に書いたとおり、西洋医学と中医学が手をたずさえあうことが正しい〝プラス行動〟だと考えています。

実際、中国ではあるレベル以上の病院には多く「気功科」という診療科目が設けられ、公的な医療として認可されています。その点で、ただ目や検査機器でとらえられないということから、これを一種の超能力であるかのように見なし続ける日本の医療現場には、おおいに疑問があります。

私が考えるところ、そもそも「気」や「気功」は特殊な「超能力」——特別な人だけが生まれつき身につけていたり、一部の宗教家や修験者などが厳しい修行ののちに初めて手にできるような、そんな不思議な力ではない。むしろ、人間であれば本来誰しもがもっていたはずの力ではないか、と思います。

それが、長い時間をかけて進化してきた過程で大脳を発達させ、ほかの動物をはるかにしのぐ高度な思考力を手に入れた代わりに、あまり使うことのなくなった「気」を見る力、

「気功」の能力などがさびれ、失われてしまった。前章で「五行」に基づく人間独自の適応力を〝本能力〟と書きましたが、その意味で気を見る力は〝失われた本能力〟と言えるかもしれません。

実際、普通の人でも、こうした〝本能力〟が高まったときには思いがけない力を発揮することは、さまざまな事例によって明らかです。たとえば、自分の子どもがケガをしたときに、お母さんが「痛いの痛いの、飛んでけ」と言葉をかけ、傷の部分を懸命にさすってあげますが、これによって子どもが落ち着くということはよくあります。

これなどは、たんに子どもの気持ちが休まり、安心することで痛みを忘れるというだけではなく、本当に痛みを感じなくなる。つまり、母親が必死で「気」をコントロールし、子どもから痛みのもとである〝悪い気〟を取り払っているからだと考えられます。そこにはまた、母子という特別に近い関係だからこそ、「気」が通じやすいという面もあるのでしょう。

ただ、このとき当の母親には自らが「気」をコントロールしているという実感はないはずですし、ふだんから同じようにできているわけでもない。自分の子どもを助けたいという、せっぱ詰まった状態だからこそ、無意識に本能の力が働いて「気」をあやつることができたのです。

先ほどあげた宗教家の例で言えば、やはり特殊な超能力などではなく、修行により自らの〝悟り〟を開く過程で、自然と「気」を見、あやつる本能力を取り戻したのでしょう。

『新約聖書』にも、イエスが病者に手をかざすことでこれを癒やすという場面が登場しますが、これこそ洋の東西を問わず、宗教家が「気」を使って病気を治す能力をもっていたことの証であり、こうした力が人類普遍の〝本能力〟であることを物語っていると思います。

『黄帝内経』とこれに基づく中医学はまさに、こうした人間本来の自然能力を前提にした体系であり、「気」によって病を見つけ、これを治すのを当然のこととしているのです。

体内をぐるりとめぐる「周天の気」のループ

ここからは、体内の「気」のめぐりが、具体的にどうなっているのか？　また、それが乱れることがどのように病気へとつながり、それをどう癒やし、予防すればよいのかについて説明していきましょう。

私たちの体には、生命エネルギーとしての「気」のほかに、食物から得た体の滋養分である〝血《けつ》〟、水分である〝水（津液《しんえき》とも）〟、さらには〝血〟や〝水〟を精選して蓄えた力の源としての〝精〟がそれぞれ流れています。このうち、〝血〟は西洋医学で言う血液とほぼ同じで、心臓により送りだされ肝臓に蓄えられるもの。〝津液〟は体のあらゆる部分をこれで潤し、〝精〟は腎臓にあって私たちが生きていく活力の源泉となるものです。

　これら人体をめぐる流れのうちでも、とりわけ経絡を走る「気」は食物の栄養と呼吸から得た生気によって生成され、あるいは体の外から取り入れられ、体内を一定の方向で循環するのがその特徴。この大きな循環を「周天」と言い、メインとなるルートには体の前側を上から下へと向かう「任脈《にんみゃく》」と、それとは逆に背中側を下から上へ上昇する「督脈《とくみゃく》」の2つがあって、このループが全身に気をめぐらせています（図25）。

　このように全身を循環する経絡＝「周天」において、体外からの新たな気はおもに頭、とりわけ額にある「天目」というツボ（〝第3の目〟などとも呼ばれます）から取り入れられ、古くなって滞りやすく病気の原因になりかねない悪い気は〝陰の気〟を帯び、足から放出されるのが正しいあり方（71ページ参照）。よく看護師さんが「入院患者さんの足は、ベッドで寝ているだけなのに、不思議に臭くなる」とおっしゃいますが、これも足から悪い気が抜けているからにほかなりません。

図25　体内を大きくめぐる「周天」の気

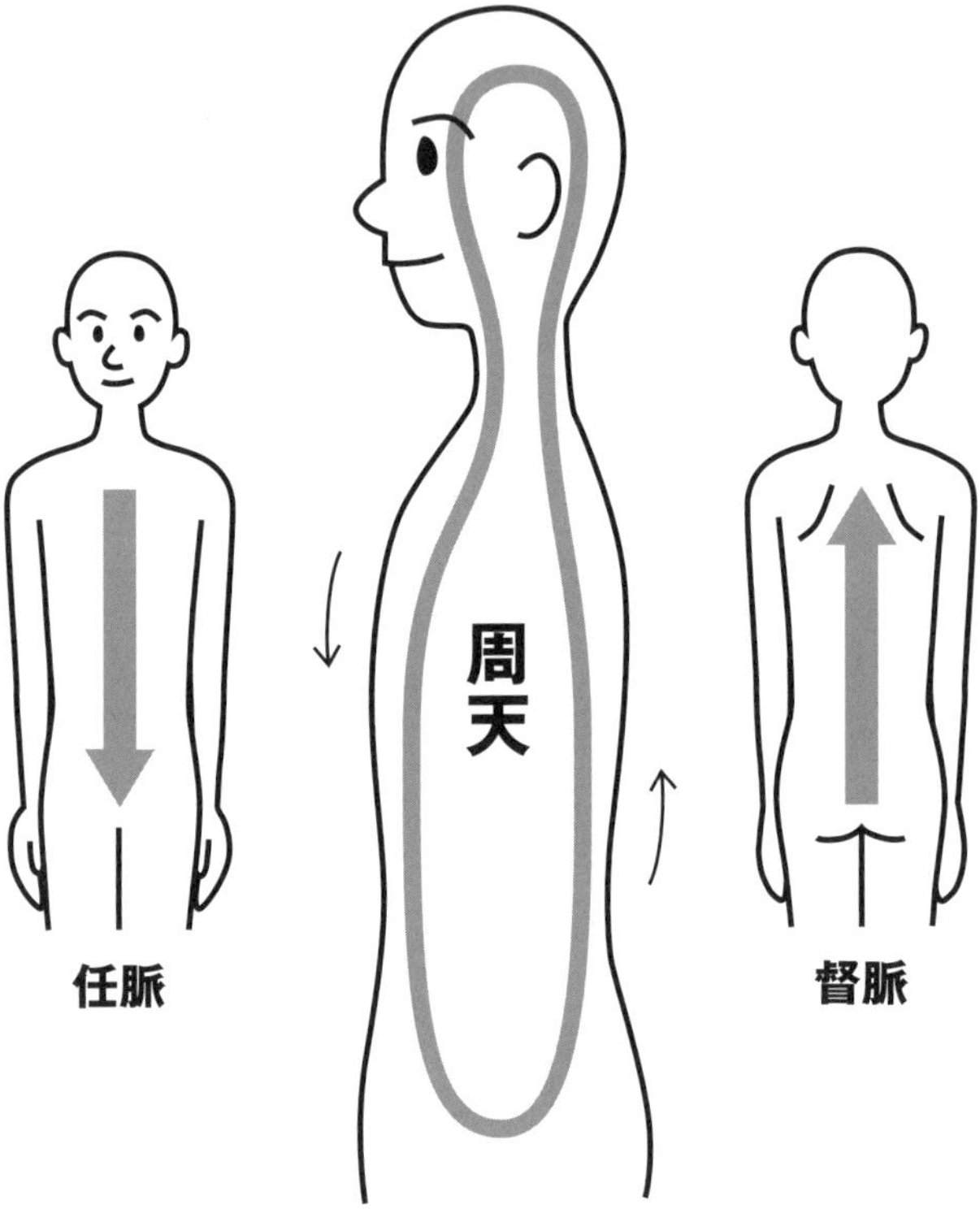

任脈と督脈の2つの流れがメインとなる「周天」で、
気は全身をめぐる

悪い気が抜けていくのは、周天の作用で病気のもとが体外に出されているわけで、患者さんも快方に向かっているケースがほとんどですが、その逆となると事態は深刻です。すなわち、病状が悪化して危篤に陥った人の場合、私が駆けつけると、本来なら気を取り入れるはずの「天目」から陽を帯びた良い気が少しずつ抜けている——この状態を放っておくと、やがては生命を維持する気のエネルギーが全身から失われ、死が訪れることになります。実際、かつて行われた西洋医学の実験では、死の前後で人間の体重が10グラムほど軽くなることがわかっており、ここで抜けるとされる〝魂〟こそ「天目」から失われた〝良い気〟であるのは間違いありません。

このように、周天による体外との気の交換は体にとってじつに大切で、これがスムーズにいかないと、前にも書いたようにガンや脳卒中、心臓病など、思わぬ大病を引き起こしてしまうもの。たとえば、ふだんから運動にいそしんでいるスポーツマンが、ふいに襲った発作によって若くして命を落とすというようなことがありますが、これなどは体を鍛えることで、かえって気の交換がうまくいかないことが原因である場合が少なくありません。すなわち、激しい運動によって気の交換が頻繁に行われる一方、肉体の疲労がたまるせいで次第に悪い気を体外に出せなくなり、これが体内、とりわけ酷使される心臓に滞る結果、心疾患などを起こすことになるわけです。

事実、世の中には、あえて運動もせず、ぽっちゃり肥満の人が長命などということが意外なほど多い。たとえ太っていても、運動不足でも、気さえきちんと循環・交換ができていれば突然死を招くリスクはアスリートよりずっと少なく、長生きができるわけで、これなどもプラス思考（この場合、「健康のためにはとにかく運動！」という考え方）のデメリットを如実に物語っています。

陽の気は上、陰の気は下――その動きが止まったら？

「周天の気」においては、比較的軽やかな〝陽の気〟はどんどん上へ昇っていく一方、重めの〝陰の気〟は下へ下へと降りていく性質があり、これによって気の循環が起こります。が、それはまた、ひとたびどこかに気の滞りが生まれた場合、動きの悪くなった陰陽の気が体の上下にくっきりと分かれてしまい、常にめぐるべき「周天」が停止――結果、全身の気の流れ（経絡）が滞って、さまざまな病気を起こすことを意味していると言えましょう。

事実、私が数多くの患者さんを診てきた限り、脳内の血管に病気やその予兆がある（＝

脳卒中のリスクが高い）方は皆さん、なんらかの理由で上へ向かう「督脈」がふさがっていることがわかっています。そこで気功により、その部分の流れをよくすると、「気」が上に向かうとともに血流が改善。脳梗塞のリスクは減り、血圧もたちまち低下して脳内出血を起こすおそれも激減します。一方、こうした視点をもたず、むやみに薬に頼る現代の医療では、結果的に薬をやめられず、無理に拡張された血管が傷んでしまうことになりかねません（実際、多くの人がこのプラス思考に基づく治療法を続けています）。

こうした周天の止まった状態は、長びけば長びくほど、その悪影響の範囲は拡大します。すなわち、循環するループのどこかで流れが止まり、異常をきたす部位があらわれた状態を放置し、経絡を開かないままでいると、病気のもとは次々に体の上のほうへ向けてひろがっていく。ガンの場合でいえば、最初に大腸ガンになったのが、やがて胃ガンになり、肝臓、肺へ転移するなど、病勢が上へ上へと進みつつ増悪するのは、その典型と言えるでしょう。ちなみに、これとは逆に上から下へ病気が進んでいる場合には、経絡がなお多少とも通じている証拠で、比較的治しやすいと考えられます（ただし、西洋医学式の患部をむやみに切除する治療法の場合、それが原因でかえって経絡が切断され、病勢が横方向や上へ反転することもあるので要注意）。

すでにご説明したように、周天の気の流れを滞らせる原因はじつにさまざま。ストレスなどがもとで〝悪い気〟を自らつくり出したり（130ページ参照）、外部から「悪い情報」としての気を取り入れてしまったり（133ページ参照）、あるいは「天＝時間」や「地＝場所」のことわりに反する生活を送ったり（143ページ参照）……より身近なところでは、日々とり続けている姿勢さえこれを妨げる要因になります。

町を歩いていると「何か心配ごとがあるのかな？」と思うほどに背中を丸め、うつむき加減の人に出会うことがありますが、そうした〝猫背〟の姿勢でいると、気の流れはどんどん悪くなるものです。これは、先にあげた体の中心をはしる「任脈」と「督脈」が圧迫されるせいで、放っておくと周天がめぐらなくなり、ついには何らかの病気を引き起こすことになるでしょう。これも前述したように、体内の臓器はメンタル面と相互に深く結びついていますので、くよくよと下ばかり見つめる習慣は心身両面によくありません。

健やかな体にとって不可欠な周天の気を十分めぐらせるには、下方に滞りがちな陰の気をしっかり上へ押し上げ、それによって陽の気もスムーズに流れる、そんな状態にもっていくようにします。具体的には体内の臓器（五臓）のうち、最も重要な心臓と腎臓の間できちんと気が流れていること――というのも、心臓は五行のうちでもっとも陽の強い

「火」の性質で、腎臓は陰が一番強い「水」の性質をもっているからです（104ページ参照）。

すなわち、それぞれの臓器を元気にすることで体内の周天の気は勢いを増し、それがまた各臓器を健やかにしていくという好循環。そのために必要なのが、ここまで見てきた「天」や「地」の原理にのっとった正しい「プラス行動」であり、未病、発病後を問わず必要に応じた気功や漢方などの手当てであることは、言うまでもありません。そして、それはまた「人」の原理に基づく自らの感情と気のコントロール（182ページ参照）という方法にもつながっていきます。

体内の「五臓」と「六腑」は相互につながりをもっている

『黄帝内経』とそれに基づく中医学では、体内の各臓器（肝臓・心臓・脾臓・肺・腎臓）を「五臓」という名前で呼び、それぞれの役割と「五行」から見た性質（104ページ参照）、および気の流れを通じた相互のつながりについて、独自の解釈を行っています。

『黄帝内経』が定める「五臓」と、それぞれがもつ役割は次のとおりです。

肝臓＝五行では「木」の性質にあたる

「将軍之官　謀慮出焉」と記されるように、体のなかでもとても重要な部位。「謀慮出焉」とは人間だけがもつ知性や情緒を伸びやかにする働きを言い、ほかにも血液を蓄えたり、その量を調節する役目をもっています。

心臓＝五行では「火」の性質にあたる

全身に「血」（163ページ参照）をめぐらせる働きをもつ臓器。また「心主神明」と定義され、「神明」すなわち精神活動もつかさどっています。西洋医学では、思考や精神活動は脳の役割と理解するのが常識ですが、じつは私たちの体は消化器官や皮膚など、その多くの部分で脳とは別の神経系の働きで情報を判断・処理していることが、最新の研究でも徐々に明らかになっています。その意味で、心臓はたんなる〝血液のポンプ〟であるとする一般的な常識とは異なります。

脾臓＝五行では「土」の性質にあたる

「脾主一身肌肉」と記され、これは「脾臓は筋肉をつかさどる」という意味です。体のほぼ中心にあって食べ物を消化吸収し、「精」（163ページ参照）のもととなる「穀精」に精錬。全身に必要な栄養をきちんと配分することで、筋肉を丈夫にする役割をもっています。一般的に脾臓が、造血や免疫にかかわるだけの臓器とは認識が異なります。

肺＝五行では「金」の性質にあたる

「肺主一身之気」とあるとおり、呼吸つまり大気中の酸素を吸収し、二酸化炭素を排出する働きがあります。同時に、大気から生命エネルギーとしての「気」を吸収、全身に送り届けるのも重要な役目です。

腎臓＝五行では「水」の性質にあたる

「腎精能創造生命　腎主蔵精」すなわち「腎臓は生命のもととなる精をつくり、これを蓄える」という役目をもち、人間の成長や生殖に深くかかわっています。一方、人体の60～70％を占めるという水分の代謝を行い、体内に取り込んでしまった害のあるものを排出するろ過の作用ももつ臓器です。とりわけ、体に入った〝悪い気（情報）〟を処理して、病気にならないようにする働きは重要で、これがうまくいかないと背中側を通る腎臓系の「督脈」がつまってしまう。肩や背中のコリ、腰の痛みはこうした経絡の滞りが原因で起こることが多く、放っておくと大きな病気へとつながりかねません。

『黄帝内経』では、このような役割をもつ「五臓」それぞれを、たんなる体のパーツではなく、相互に関係しあうひとつながりのものと見なします。そのおおもとにあるのは、木・火・土・金・水の「五行」がしめす自然の連鎖。つまり「朝、太陽が昇れば大地の水が蒸発し、雲となって大地に雨を降らす」のと同じ考え方であり、各臓器を結び合う「気」の流れが滞ることで、その連鎖のバランスが崩れ、病気が起こると考えるのです。

そしてもうひとつ、体内の臓器とそのつながりという点では、「五臓」と密接に対応して働く「六腑」の存在も忘れることができません。

「六腑」とはすなわち、胆・小腸・胃・大腸・膀胱《ぼうこう》・三焦《さんしょう》の6つの器官で、それぞれ消化・吸収・排泄《はいせつ》や気・血・水の運搬などのプロセスにかかわり、すべてを合わせて「五臓六腑」と呼ばれています。「五臓」との照応では、肝臓には胆が、心には小腸、脾臓には胃、肺には大腸、腎臓には膀胱がそれぞれ対応。三焦は「経絡」と同様、特定の臓器をしめすのではなく、気の輸送や排泄に関係する目に見えないネットワークです（図26）。

それぞれの関係で見た場合、たとえば肺と大腸は位置的にも機能的にも、関係が薄いように思えるかもしれませんが、そこにはやはり「経絡＝気のルート」の強いつながりがあります。そのせいで、大腸ガンの患者さんは肺への転移を起こすことが多いのです。同じように、肝臓ガンは胆嚢《たんのう》ガンに、膀胱ガンは腎臓ガンと非常に結び付きやすい関係にあります。

図26　五臓と六腑の関係

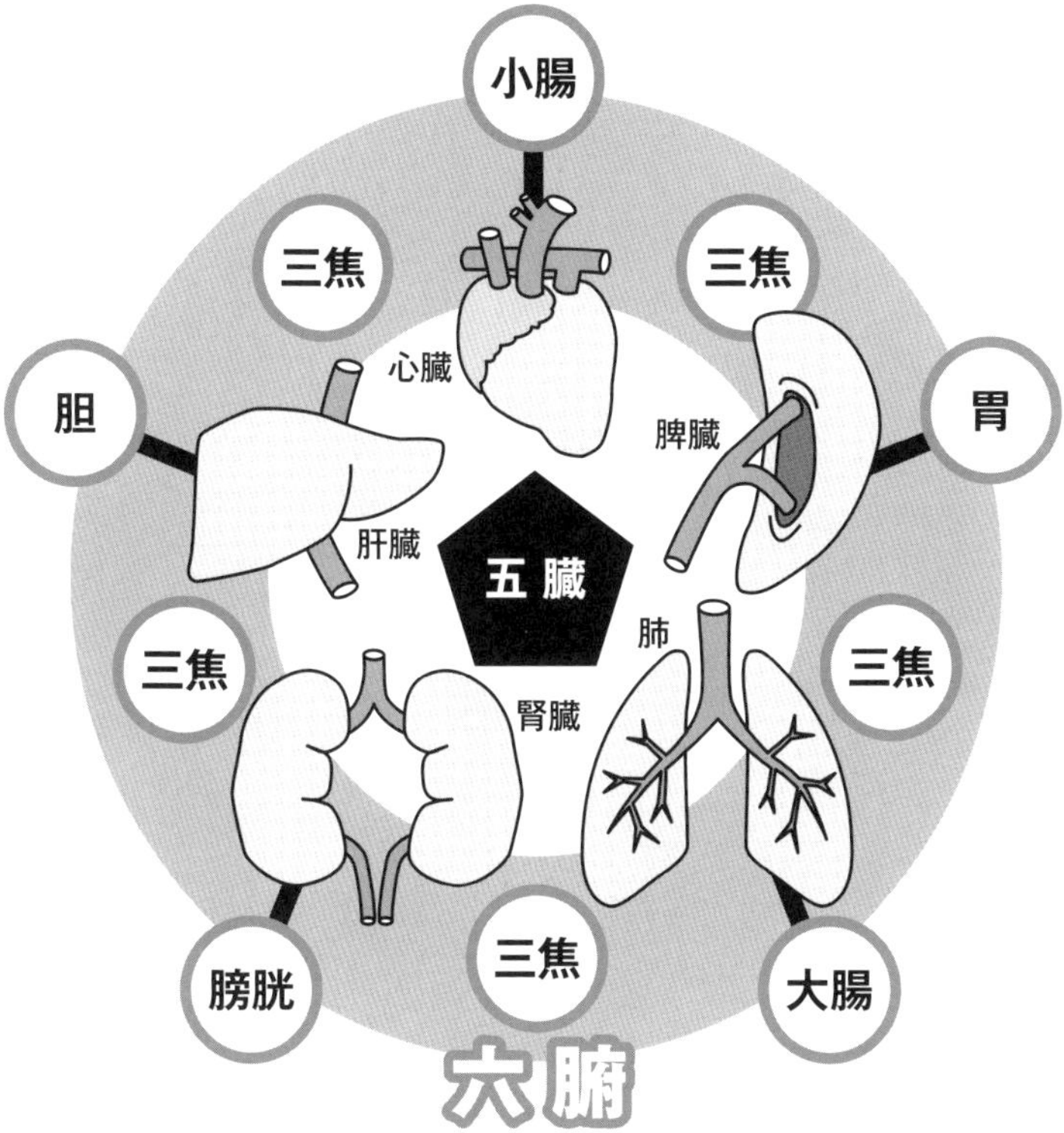

「五臓」と「六腑」はたがいに連鎖しており、
診断や治療ではこの関係を意識しなければならない

このように、病気の診断や治療にあたっては、五臓および六腑がたがいにもつ連鎖関係を意識して行わなければなりません。

「人＝健康」の原理では臓器相互のつながりを考える

西洋医学では、ある臓器が悪くなったとき、その部位に効くとされる薬を飲んだり、重篤と判断した場合、そこを手術で切除する方法がとられます。が、すべての臓器が相互に関係しあい、気の循環で結ばれていると考える中医学では、そうした狭い見方をとることはほとんどありません。

薬というのはどんなに効果があるものでも、基本的に〝毒〟としての側面をもっていることが多く、ひとつの臓器の状態を改善できても、ほかに悪い影響を及ぼすことが多いものです。また、前にもふれたとおり、むやみに臓器を切除すると、その部分の気の流れはバッサリ断ち切られてしまいます。

抗ガン剤の投与や放射線治療、患部の切除手術によって、ガンを弱める以上に体全体を衰弱させるケースが多いのはまさにそのため。あるいは、降圧剤で血管を膨張させつつ、かんじんの〝良い気〟をめぐらせなかった結果、心臓や脳血管障害の発作を防げないのも、局部のみを診る大きな弊害と言えます。こうした場合も気が流れれば、脳内に滞った〝悪い気〟が〝良い気〟に交換される一方、任脈を下る「気」によって心臓も本来の力を回復するはずです。

「人＝健康」の原理の基となる中医学では、たとえば心臓が血液を送り出す働きも、たんに心臓が丈夫だから滞りなく行われているのではなく、ほかの臓器とのバランスが保たれていることが前提と考えます。だからこそ、心臓に何らかの問題が発生した場合も、そこだけを手当てせず、ほかの臓器や体全体のバランスを調整するのです。

一例をあげてみましょう。五臓のうちでも、肺と腎臓、脾臓はまさに〝三兄弟〟と言ってよいほど、深い関係があると考えられています。つまり、肺は腎臓と脾臓との関係で治さないといけませんし、腎臓が悪い場合にはそこだけでなく、肺と脾臓もあわせて診なければ、正しい治療はできないのです。

いま、三兄弟のうち、特に腎臓の機能低下が著しいとします——腎臓は五行のうち「水」の性質をもった陰の臓器です。ここが衰えると、陰がますます強まることで、ほかの臓器に影響を与えるとともに体内の陰陽バランスが大きく崩れ、病気になる恐れがあります。

たとえるならば貯水池の水があふれてしまい、ろ過もできなくなった状態ということができるでしょう。水の量がちょうどよければ、まわりの土地に潤いを与えることができますが、あふれ出して洪水になると周囲に土砂を流し、木々を腐らせ、汚れた水が疫病を流行らせる。それと同じ状況が体のなかで起こるわけで、具体的には「木」の肝臓や「火」の心臓に悪い影響を与えることになりかねません。

この場合、問題である水をせき止めるには、土を盛り上げて堤をつくる、それと同じように「土」にあたる脾臓の働きを、気功などによってうながすのが有効になります。それでも不足するようなら、水を吸い上げる「木」の性質をもつ肝臓を強めたり、心臓に気を送って「火力」を増すことが、体内の陰陽のバランスをめざすべき「中庸」に近づける手当てになるでしょう。

『黄帝内経』では、こうした物理的な調和（土が水をせき止め、木は水を吸い、火は水を干す）が各臓器同士のつながりをよくし、病気の改善に役立つとしています。そしてその際、調和のための指針となるのが、「五行」に基づく「相生《そうしょう》」と「相克《そうこく》」の関係です。

「相生」と「相克」で臓器の陰陽バランスを調整する

『黄帝内経』では、「五行」すなわち「木・火・土・金・水」それぞれの関係を「相生相克」であらわしています。これは、「相生」と「相克」という「五行」における2つの連鎖をつなげたもので、「相生」は「おたがいに生かす」、「相克」のほうは「おたがいに働きを抑える」という逆方向の関係。5つの性質のバランスとなると、天秤《てんびん》の調節のように単純にはいきませんので、こうした考え方が必要になるわけです。

すなわち「相生」とは――

木は燃えて火となる
↓
燃えたものは灰となって土に還る
↓
土の中からは鉱物が生まれる
↓

金属の冷たさで水分が結露する

↓

たまった水が木を育てる

という「木↓火↓土↓金↓水」の順の連鎖。

一方の「相克」とは——

木は土の栄養を吸う

↓

土は水をせき止める

↓

水は火を消す

↓

火は金属を溶かす

↓

金属は木を伐る

という「木↓土↓水↓火↓金」の連鎖になるわけです（図27）。

図27　「相生相克」の関係

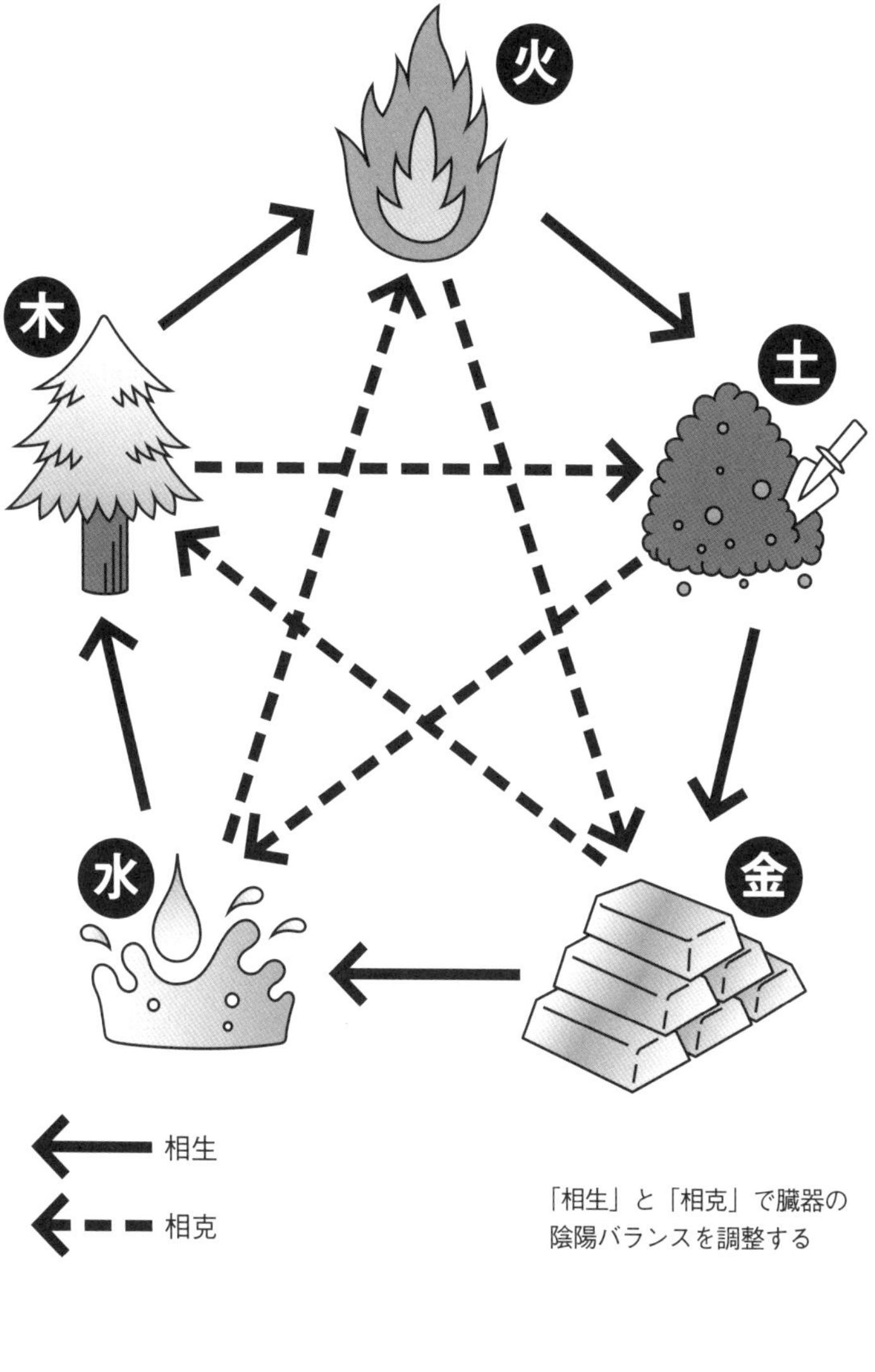
火
木
土
水
金
相生
相克
「相生」と「相克」で臓器の
陰陽バランスを調整する

この場合、「相生」は相手の働きを生かすから○、「相克」は相手を抑えるから×、ということではありません。これらは、それぞれプラス、マイナスの方向でたがいを「補う」という点で、価値の善悪とは無関係。ある性質が弱っているときは「相生」の組み合わせで強める一方、強すぎる性質は「相克」の組み合わせで抑え、全体としての陰陽をめざすべき「中庸」のバランスへとチューニングするのです。

すなわち先ほどあげた、腎臓の機能低下を脾臓（さらには肝臓や心臓）の力を強めることで補ったやり方は、まさに「相克」の考え方に基づいたもの。ときには腎臓の働きを直接生かす「相生」より、こうしたやり方のほうがうまくバランスを回復できます。

一方、「木」の性質をもつ肝臓が悪い人を気功で治すという場合、肝炎や肝硬変などで肝臓の「気」が弱く、栄養も不足しているときは、やせてしまっている「木」を力づけるため、まずは「相生」である「土」の脾臓と「水」の腎臓のほうに気を送って手当てします。反対に、肝臓の「気」が強すぎる場合には、心臓の「火」が燃えすぎてしまうために起こる、口内炎や歯痛、ものもらいや片頭痛に対し、「相克」である「水」の腎臓や「金」の肺に気を通してバランスをとることも必要です。

同様に、心臓の治療で「火」の勢いが弱い（＝心臓が弱っている）ときは、「水」である腎臓の気を調節したり、「木」の肝臓を元気づけるのが正解。逆に、激しく打ちすぎている心臓には、燃料となる「木」を伐る「金」の肺を強くし、「水」の腎臓も強めたうえで、全体のバランスのため「木」を育て水をふせぐ「土」の脾臓、「土」から生まれ「水」を育む「金」の肺を調整するなど、バランスのとり方はひと通りではありません。

五行のバランスが崩れ、陽が極端な陽に、陰がさらに陰になるような極端な状態では、「相生」と「相克」のどちらが有効か、まずはしかと見極めること。そのうえで、気功や漢方による治療はもちろん、ご自分でもできる衣食住や生活上の智慧《ちえ》に活かしていく――それこそが正しい「プラス行動」のあり方です。

内臓と感情――「五臓」と「五志」は結びついている

さて、ここからは「人=健康」の原理の最後、中医学ならではの日々の「プラス行動」によるセルフメディケーション法をご紹介したいと思います。

この章の前半、怒りっぽい上司の話（140ページ参照）のところで、特定の感情と体内の臓器（五臓）の間には密接なつながりがあるという点にふれました。たとえば、日本語にも「肝を冷やす」「腑に落ちない」「胸がふさぐ」など、体の一部で感情を表現する言い回しはいろいろありますが、『黄帝内経』に代表される中医学は、これをより理論的にまとめています。

すなわち――

●物事を恐れ、あれこれと思いをめぐらせていては、精神的にダメージを被る

●悲しんだりする気持ちが度を越すと、その感情が臓器に影響をおよぼして生命を失うことになる

という前提のもと、人の情の動きを「喜、思、恐・驚、怒、悲・憂」の5つの感情「五志」（恐と驚、悲と憂を分けて「七情」とも）に整理。そのうえで、次のように心臓・脾臓・腎臓・肝臓・肺の「五臓」と対応させているのです（図28）。

心臓―喜

喜びの感情は、「五臓」のうちでも心臓に強く結びついています。しばしば麻雀でとても難易度の高いアガリ役を出して、驚いたその瞬間に心臓発作で亡くなる方がいらっしゃいますが、これは喜があまりにも極まりすぎて、心臓を害したからにほかなりません。

脾臓―思

図28　臓器（五臓）と感情（五志）はつながっている

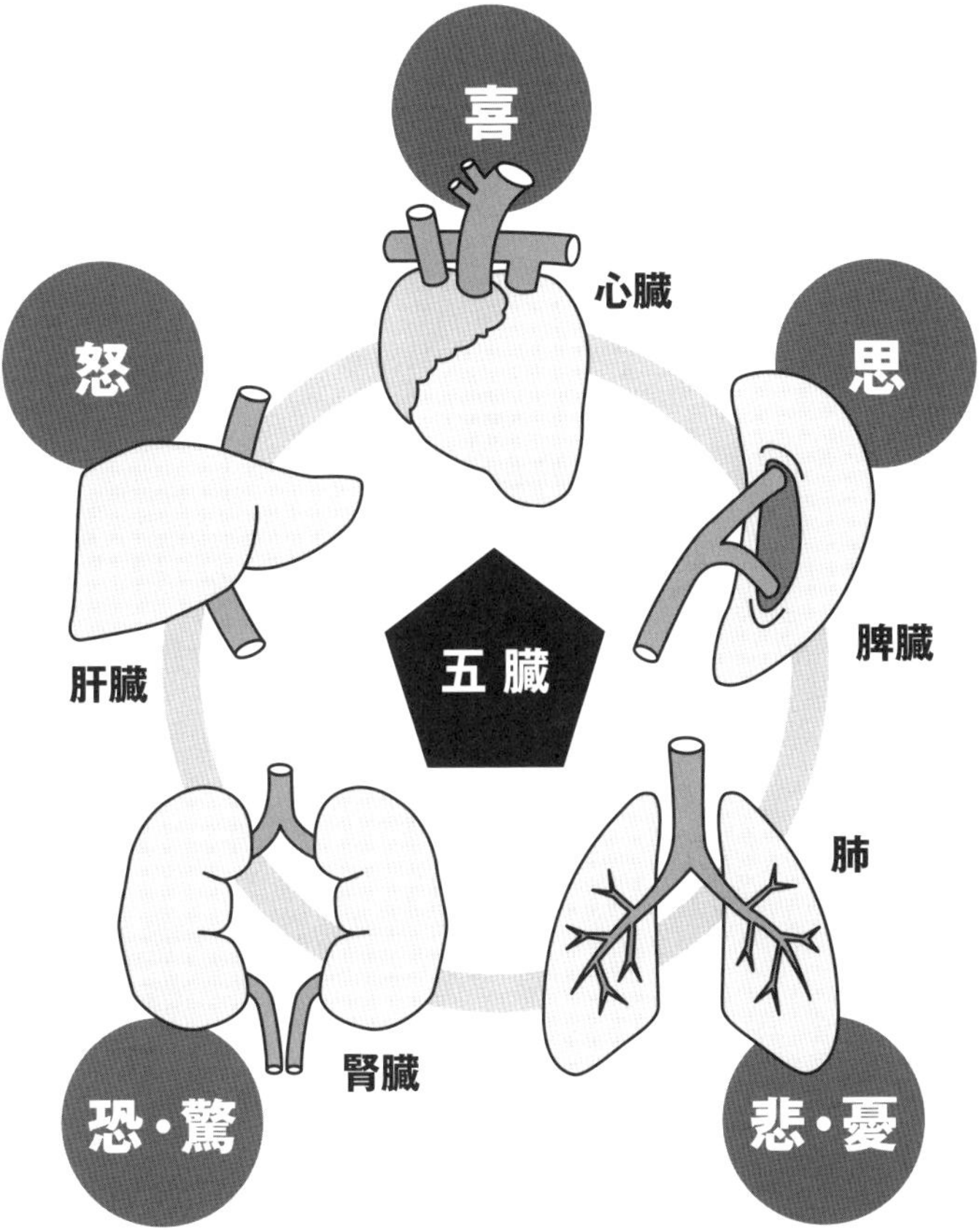

内臓と感情は密接につながっている

脾臓と結びついた思の感情は、誰かのことを恋しく思うなど、ひとつのことに集中するような情動にあたります。たとえば、片思いの相手のことを四六時中考えるあまり、食べ物ものどを通らないようなことがありますが、これは思の情が昂じたあまり、胃とつながった脾臓が弱って食欲不振に陥ってしまうからです。

腎臓—恐・驚

人はあまりに恐怖や驚きを感じると、思わず失禁してしまいます。これは「五志」のうちの恐・驚の情が腎臓と強く結びついているからです。先にあげた、怒りっぽい上司の部下の場合、不安や恐怖の感情で腎臓の機能が弱まり、処理しきれなくなった陰の気がますます恐れをかき立てた末、とうとう鬱病を発してしまいました。精神的な病の多くは、取り入れた悪い情報（気）を処理しきれなくなるのが原因ですが、なかでも不安神経症や鬱病、種々の恐怖症は、このように恐・驚の感情が腎臓の機能を低下させ、中枢神経にいたる経絡に支障が出ることで起こります。

肝臓—怒

これはずばり、先ほどの怒りっぽい上司の例に当てはまります。この場合、「五行」のうちでも生き生き生長する「木」の肝臓が怒の感情と結びついていると言うと、不思議に思えるかもしれません。が、そもそも「五志」のそれぞれに善悪の別はなく、すべては自然に発するもの。怒ることがよくないと思い、無理に飲み込んだままでいると、そのストレスが恐に転じて腎臓を傷め、神経症を引き起こすことだってあります（逆に、適度な恐の感情は陽の気の過剰を防ぎ、行動に細心の注意を払うことができます）。

肺—悲・憂

肺と結びついているのは、「五志」のうちの悲・憂の感情です。悲しみにくれ、憂いに満ちた人は、しばしば肩を丸め、胸をかばうようにして「ホーッ」とはかなげなため息をもらしますが、その様子は肺の情動としてまさにぴったりだと言えます。

相生相克の原理で「五志」のバランスをととのえる

「喜、思、恐・驚、怒、悲・憂」という「五志（七情）」の感情は、それ自体善悪があるわけではありません。正常な範囲であれば、いずれもメンタル面ひいては体の健康にとって必要な反応ですが、特定の感情が中庸を失って過剰になった場合、心身両面によくない影響が連鎖的にあらわれます。

たとえば――日本人の死亡原因でもガンや脳卒中と並ぶ怖い病気である心臓病は、過剰な不安や悩みの感情によって腎臓が弱ることが大きな原因です。

『黄帝内経』によると、腎臓は生命活動に欠かせない〝精〟を蓄え、心臓は〝血〟を全身にめぐらせる働きをもち、2つの臓器は「心腎相交」という言葉があるほど、密接に結びついています。当然、そこには経絡の重要なつながりがあり、不安や恐れの感情のために腎臓が弱まると、精が十分にめぐらなくなる一方、過剰になった陰の気が経絡を伝わって心臓へ流れ込んでしまう。結果、心臓は本来の働きができず、経絡は滞り、精や血のめぐりはますます悪くなって不安は増し、腎臓、心臓も弱っていく……そんな悪循環に陥ってしまうのです。

このように、感情のバランスの崩れはそれに結びついた臓器を傷つけ、それがまた過剰な感情の噴出を招いて、関係する経絡を滞らせます。こうした場合、心臓病の疑いがあるからと、それだけを薬で治そうというやり方ではうまくいかず、根本にある不安や悩みなどの問題、さらにはほかの臓器と経絡の問題をそれぞれの側から解消する必要があります。そこで用いられるのが、先ほど説明した「五行」に基づく臓器の「相生相克」の関係です。

例として、やはり先の怒りっぽい上司に登場してもらいましょう。

この場合、過剰な怒りの感情は、肝臓の「木」が山火事のように燃えているせいで起こります。燃やすための「火」は言うまでもなく心臓で、ボウボウ燃える肝臓からしぼり出された大量の血液は陽の気とともに頭にのぼって、高血圧による脳卒中の引き金に——それとは逆に、陽の気が燃え尽きると虚血性の心疾患を起こし、突然死することもあります。

そうならないためには、何よりまず燃えすぎている火を消すこと。「相生相克」に基づけば、火を消すのは水すなわち腎臓です。すでに肝臓や心臓、血管に病気の兆候があらわれているようなら、専門の気功師によって直接内臓に気を送ってもらうのが早道ですが、未病（50ページ参照）の段階であれば、ご自身で十分に対処できます。

具体的には「木」の肝臓についた火を消すために、熱を下げる陰性の食材や、冷たいものを食べるなどの食養生がおすすめです。中国では高ぶる気持ちを鎮めたいときに菊花《きっか》の茶を飲みます。菊花茶がなければ、ゴーヤやウコンのような苦みのある食材、梅干しなどの酸味の強いものを食べるようにしてください。これにより肝臓と心臓の陽の気が抑えられ、腎臓からの陰の気が相対的に強まって、水が火を消すように自然に感情のバランスをとることができるはずです。

この他に火を直接弱くする方法もあります。「釜底抽薪」というものです。先ほど脳卒中の対処法として紹介したものとやり方は同じで、両耳の上部から血を3滴以上出す方法です。実はこの方法、脳卒中だけでなく高血圧やものもらいにも効果があると言われています。

「五味」に基づく食養生で感情をコントロールする

中医学で「五味」と呼ばれる食べ物の味や性質は、各臓器と次のように対応しており、それぞれのバランスを自然にととのえる効果があります。というのも、その関係は「地＝場所」の原理で紹介した、土地とそこでとれる作物と同じく陰陽の性質が逆になっているからです。

酸味　体を引き締めて出すぎるものを止める➡肝臓にかかわる
苦み　熱をとり体の湿を出して乾かす働きをする➡心臓にかかわる
甘み　体に栄養を与えて緊張をゆるめる➡脾臓にかかわる
辛み　発汗をうながして気血のめぐりをよくする➡肺にかかわる

鹹味《かんみ》　便通をよくしてしこりをとり、体をうるおす➡腎臓にかかわる

このうち、鹹味は「塩辛い」という意味で、一般に西洋医学では「腎臓のためには塩分をひかえめに」というのが常識になっていることを考えると、奇異に感じられるかもしれません。ただ、それは腎臓が病気になったり、それにともなって血圧が高くなった場合に初めて当てはまる話。必要なミネラル分を吸収し、余分な塩分を排出する腎臓は、むしろ塩を好み、その機能を維持するためにも欠かすことができない、というのが中医学の考え方です。西洋医学でも救急患者に生理食塩水を点滴する場合があります。

体にとっての良し悪しは、あくまで一定の条件のもとでそうだというだけで、すべてにワンパターンで当てはめるやり方は、まさしく「プラス思考」そのもの。五臓とそれにつながる感情（五志）のバランスをとるうえで、これら5つの味や性質を考えた食養生を心がけることは、心と体の健康をととのえるうえでもおおいに役に立つはずです。

怒の感情が強すぎるときは、これを抑える酸味の強い食べ物をとる。同じように、憂いや悲しみ、恐怖に打ちひしがれそうな場合、辛みのものを食べてカッと体内に元気を出したり、適度な鹹味で腎臓を元気づけて水の気を抑えてやる——それによって火の気がまさり、心にはおのずと喜の感情がわいてくるでしょう。あわせて、ときに木の栄養となり、

また過剰な水をせき止めるなど、全体を調節する「土＝脾臓」の働きを甘み（たんなる甘さではなく、栄養全般のことも意味します）で補えば、「五臓」とそれに結びついた「五志」を自然に中庸へと近づけることができます。

ここでは、五志の乱れが五臓の病気につながる例を中心に考えてきましたが、これとは逆に、ある臓器（肝臓、肺、腎臓など）が弱っていることが原因で、特定の感情（イライラ、クヨクヨ、ドキドキなど）がつのるというケースも多いものです。いずれにせよ、五臓と五志の乱れを正しくととのえていく以外に、根本的な解決はありえません。

頭でばかり考えず、心身ともに正しい行動を

何につけクヨクヨしがちな人、すぐに怒る人、いささか楽天的にすぎる人……感情のあらわれ方はじつにさまざまで、人はそれぞれ自分の感情表現や性格に悩むことが多いものですが、そうした問題はどれだけ考えても治るわけがありません。なぜなら、感情や性格は考えた結果できあがったものではない、言い換えれば個性として認めるしかないからです。

ただし、ここで個性として認めるというのは、巷《ちまた》の自己啓発書などにある「あなたはあなたのままでいいんですよ」「世界にひとつだけの花なのですよ」というような発想でよい、という意味では断じてありません。それは頭で無理にプラスに解釈しようとしているだけで、まさに本書が否定する「プラス思考」や「妄想」以外の何ものでもないからです。

実際、頭だけでいくらプラスに解釈しても、それはたんに気分を紛らせるのみで、根本的な解決にはならないもの。五臓との関係でいえば、イライラする出来事をいくらプラスに解釈したところで、肝臓の状態はけっしてよくはならず、問題を隠蔽する姿勢が病気を長期化させるだけの結果になってしまうでしょう。

そんなとき、大切なのは五志と五臓の気の偏りにきちんと対応する行動——自らの正しい「プラス行動」で問題そのものを解決していく姿勢です。そして、ここでも重要になってくるのが「中庸」の考え方なのです。

具体的には、ご自分の感情の過剰な部分を見つめ、偏りに気づいたら、それを正すチャンスに変えていくこと。今の自分は「怒りすぎたり、悲しみすぎたりしていないか？」といつも客観的に心のうちを振り返り、怒りすぎているなら、その原因に寄り添う方法を考えてみてください。悲しみにとりつかれているなら、それ以外のよいことや楽しいことに時間を割いてみてください。恋しい人がいるなら、ただ悶々と焦がれるのをやめ、自分の欠点と向き合って改善の努力をしてみましょう。

すなわち、不出来な部下を叱るより先に、相手の苦しみやつらさに耳を傾ける。失恋しても、悲しい本や映画にひたって自己憐憫《れんびん》に陥らない。フラれる心配よりも、自らをきちんと磨いて堂々と告白する――そのように、心の奥底にある感情に目を向けて正しい行動をとれば、行きすぎた感情は抑えられ、心身の悪循環から脱出できるはずです。

人は何か新しい行動を起こそうとすると、どうしても不安にかられます。でも、不安について考えるのはますます不安を増大させ、結果的に体を弱らせることになってしまう。そうではなく、(妙なたとえではありますが) 泥棒に入られるのが怖いなら、「入られたらどうしよう」「いや、入るはずがない」などと無駄に悩む毎日をやめ、正しい行動をとってみることです。防犯設備を充実させたり、隣近所と信頼関係を築いたり、できることはたくさんあります。

目の前の問題にいたずらに振り回され、感情を波立たせることは百害あって一利なしです。現代社会は、本当にさまざまな出来事が起こり、私たち自身も日々追い立てられるように暮らしています。中庸とはほど遠い暮らしのせいで、感情は常に千々に乱れ、頭であれこれ考えるばかりになりがちですが、楽観と悲観とを問わず、それらはすべてプラス思考へつながっていくほかありません。

そんなときは、けっしてあわてず、日々の正しい「プラス行動」で五臓と五志を着実に強くしていく。それが結局は、感情に引きずられることなく、体も健やかに、メリハリのある元気な日々への近道になります。かたくなな妄想を捨て、心身両面に正しい生活を行うことこそ「人＝健康」すなわち気の原理にかなった生き方と言えるでしょう。

第5章

天・地・人の原理で病を治し、幸せを招く

正しく行動し、乳ガンを克服したAさんの例

　ここまでご紹介してきた、健やかで幸せな日々を送るための「天・地・人」の原理。この唯一無二の「哲学」は、皆さんおひとりおひとりの健康を守り、人生を幸福にするのはもちろん、社会や国全体、ひいてはこの世界をまるごとよい方向へと導くものと、私は考えています。ここでは本書のまとめとして、「天・地・人」の原理が秘める無限の可能性についてお話をいたしましょう。

　まずは、「天・地・人」が日々の暮らしのなかで病気を防ぎ、いざ病気になった場合には快癒のための決め手になるという点を、実際の病気治療の実例にそってご覧いただきます。最初に、乳ガンを患った当時40代のAさんの症例です。

　この方の場合、病院でのMRIやエコー検査、組織検査によって3・8センチの大きさの非浸潤性乳管ガンが発見され、担当医のすすめで手術による部分切除が決まっていました。

　ふつうなら、そのまま手術を受け、あとは1年また1年と経過を注視、「今年も生きら

れた……」という安堵と不安の板ばさみで過ごすのが、多くのガン患者さんのあり方と言えるでしょう。ただ、Ａさんはあえてその道を選ばず、自分でできうる限りガンについて調べ、たとえ手術や放射線などの治療を受けても「ガンを原因から治さないと、再発や転移の不安を抱えて生きていくことになる」という点に気づかれました。そして、担当医に気功を行うことを正直に話し、手術をキャンセルすると、検査だけを定期的に受ける治療を選ばれたのです。

かくて、知人の紹介で私の気功院に来られたＡさんへの気功の施術は、２００８年３月末からスタートし、最初の３ヵ月は週に1回のペースで集中的に実施。それと同時に、Ａさんは私の指導した気功（２１４ページ参照——コラム「自分でできる気功法」）を一生懸命にご自宅でも行い、結果、腫瘍は順調に縮小して2ヵ月後には触診をしてもまったく存在がわからないまでになりました。

Ａさんは、その経過に驚き、喜びつつも内心の不安をもっておられたようですが、8月に行った病院の検査で腫瘍が実際に「縮小している」と診断されてからは、心の重荷がとれて楽しく過ごせるようになったそうです。当然、その後の施術や気功にもいっそう熱心に打ち込まれ、12月のエコー検査では「病変は目立たなくなっているように見える」、

ＭＲＩの報告書では「ＭＲＩ上おそらく消失となります」と書かれるにいたりました。
いずれも、担当医の驚きがその文面からうかがえる報告書には「代替療法の方」「民間療法中です」と記されており、それ自体が気功と中医学の成果を明らかに物語るものと言えます。

このようにAさんは、手術や抗ガン剤などによる局所的な治療にとどまることなく、「病気を原因から治す」という正しい方法を選ばれた。すなわち、西洋医学のみに妄信的に頼るというプラス思考を捨て、「なぜ、自分がガンになったのか?」という点を調べて、比べて、判断するという〝プラス行動〟によって、病気を克服されたのです。

前にも書いたように、ガンの発症は悪い情報や悩みなどの感情のかたよりが、経絡の流れを滞らせるところに大きな原因があります。Aさんの場合も、ガンができたのは乳房部でしたが、施術や毎日の気功の練習で頭と患部につながる〝気〟の流れをスムーズにすることが治療の中心です。それにより、ガンは増殖作用を止めて正常な細胞として分裂。経絡の滞りが解消されたせいで、不安も少なくなったAさんは精神状態もみるみる好転し、加速度的に回復していきました。

この場合、施術と気功の練習にあたっては、天＝時間＝陰陽、地＝環境＝五行、人＝健康＝気のバランスを最良にすべく、時間を選び、場所を考え、臓器どうしのつながりを意識する。具体的には、「子午流注」に基づくベストなタイミング（乳ガン治療では9〜11時が最良の時間となります）で施術や練習を行い、「木火土金水」を考えた食生活をしつつ毎朝太陽の光を浴びて〝陽〟の良い気を取り入れ、「五臓」と「五志」のかかわりを意識した感情のコントロールで気の流れをととのえる日々が、病気を原因から治したのでしょう。

まさに、プラス思考よりプラス行動――「天・地・人」の哲学原理に従うことでAさんの健康と幸せは守られたのです。

「天・地・人」を理解した人、しなかった人

一般に〝難病〟とされ、原因がわからず治療も進みにくい病気の場合、病院での治療を見直し、「天・地・人」の原理にそった気功による施術を行うことで、劇的に改善の見られるケースが少なくありません。

たとえば、最近施術を行った60代の男性Bさんがそうでした。もともと、時代の先端をいくロボット関連の研究開発にたずさわっておられたBさんですが、10年ほど前から原因

不明の脳の障害で苦しまれ、多い年で年間３００万円もの医療費控除を受けるほど病院で治療を受けつつ、一向によくなる気配がなかったといいます。

治療を受けた病院では「鬱病」あるいは「初期の認知症」などと、さまざまな病名をつけて診断されました。なかなか治療の効果が得られず、薬を何種類も変えて飲みましたが、それでも治らず当時役員職にあった仕事も棒に振るなど、私のもとへ来られたときには心身ともにすっかり弱っておられました。

そこで私は、薬による治療をいったんお休みし、気功による施術と自宅での練習を提案したのですが、始めるとすぐに効果があらわれて症状が改善。少し前までは人の名前も覚えられないほど記憶力が低下し、精神が衰弱していたのが、もの覚えも回復して気力も日に日にみなぎってこられました。同時に、すっかりやる気を失っていた仕事への情熱や意欲が前にもまして湧くようになり、今はご自分のアイデアをもとに新たなビジネスを始められています。

Bさんの場合、施術ももちろん効果的でしたが、何といってもご本人による生活の改善が大きく作用してくれました。特によかったのが、毎朝5時に起きて気功の練習を行ったことで、南に面したご自宅の庭やリビングでのひとときが、症状を大きく好転させたと考えられます。

「五臓」と「五志」の説明（181ページ参照）でもふれたように、鬱病や不安神経症などは恐・驚の感情によって腎臓の機能が弱まり、陰の気があふれることが大きな原因です。それによって体内を上下にめぐる経絡が滞り、とりわけ中枢神経につながる気の流れが悪くなって気分がふさぎ、精神活動が停滞するのです。

しかも、そうした状態を改善するとの名目で処方される西洋医学の薬の多くは、最終的に体外へ排出される際に腎臓へ大きな負担をかけ、さらに陰の気が滞り、不安や恐怖が生まれ……と、とめどない悪循環にいたります。しかしBさんの場合は、施術による腎の気のバランス調整に加え、毎朝5時に気功の練習をして、昇る太陽の気をたっぷり体に取り入れたことで、その悪循環を止めることができました。あわせて、悲しみや憂いの感情とかかわる肺も元気づけられ、どんどん症状が改善。まさに「天・地・人」の原理を理解され、実践したことが、人生を好転させる結果につながったわけです。

一方、残念なことに、こうした原理・哲学を正しく取り入れられなかったため、一度は改善した症状がふたたび悪化してしまう例もないわけではありません。

当時40代だった男性患者のCさんは、25年にわたって重い躁鬱病に悩まされていました。この方の場合、親戚に著名な精神科医のお医者さんもいらっしゃったのですが、それでも病気がよくなることはなく、ひどいときは1日に50錠もの大量の薬を飲む、〝薬漬け〟の日々でした。それが、私のもとへ来られてからは徐々に快復へ向かい、1年1ヵ月後にはついに1錠の薬も必要としなくなりました。

治療にあたってはBさんと同様、私の気功院での定期的な施術と、ご自身による毎朝の気功の練習を習慣にしていただき、めでたく仕事へも復帰。そのときは私自身、「あぁよかった」と我がことのようにうれしく思ったものです。

が、そのあとがいけませんでした。治癒にいたったとの油断からか、定期的に来られていた施術をピタリとやめてしまったうえ、毎朝の気功の練習もしなくなった結果、じきに病気が再発し、現在は治療施設に長期入院しておられます。聞けば、お父さん（あるいは親戚の精神科医に何か言い含められたのかもしれません）から「気功院になど行く必要はない」と強く言われ、それに従ったそうですが、あのまま続けていたら……と残念でなりません。

Cさんの場合、周囲からの声もあったのでしょうが、最後はご自分が招いた結果です。

せっかく一生懸命に気功に励み、結果も出ていたというのに「もう治ったから、気功をしなくても大丈夫」と考えたことに間違いがありました。これこそプラス思考の弊害であり、ご自分の体調を調べて、比べて、判断する「実事求是」（36ページ参照）のプラス行動をしていれば、健康を維持するための適切な対応ができていたでしょう。

「天・地・人」の実践が起こした数々の〝奇跡〟

患者さんご本人が正しい哲学を実践できない場合も、ご家族や周囲に正しい理解があれば、症状をよい方向へもっていくことは十分に可能です。

女性患者のDさんを初めて施術したのは今から9年前。当時すでに88歳とご高齢であり、あるとき突然に肺不全を起こし、肺のわずか20％しか機能しない状態でした。担当のお医者さんは危篤状態と言い、ご家族の依頼を受けた私が病院へ急行、気功の施術を行ったところ、幸い呼吸ができるようになり、当初は10個（！）も取り付けられていた酸素ポンプも徐々にはずすことができたのです。

しかし、それから数ヵ月後に今度は心不全、さらに1年半後には腎不全になり、その都度、私が駆けつけて気功を行い、危険な状態を脱するという事態が続きます。少しでも死の危険から遠ざかるには、毎日欠かさず気功を行うのがよいのですが、あいにく病院は私の気功院から遠く、そうするわけにもいきません。また、Dさんはアルツハイマー病とパーキンソン病も患っておられ、ご自分で気功の練習をすることはできないため、私はご家族の方にご指導をし、毎日やるようにお願いをしました。

幸いにも、Dさんの周囲の皆さんは、西洋医学では手の施しようがないという患者さんに対して、「もうだめだ」とあきらめる（＝マイナスの「プラス思考」）ことなく、毎日根気よく簡単な気功を施してくださいました。脳梗塞の発作が起き、呼吸と意識がなくなった際には、電話によるこちらの指示に基づいて施術をされ、危機を乗り切ったことさえあります。

このおかげで、Dさんは96歳になる現在もしっかりと命を長らえ、胃瘻などの末期処置をする必要も起きていません。お医者さんから危篤を言い渡されて、じつに8年が経つのに、です。そのうえ驚くべきことに、かつては寝たきりの血行不良から、足指の一部が壊疽を起こし、欠損していたのが、根気よく続けた気功の効果でしょう……新しい指が生えるという〝奇跡〟さえ起こっています。

ところどころ欠けて真っ黒だったDさんの足に指が新たに生え、赤ちゃんのようなピンクの肌色を取り戻すのを見るにつけ、「天・地・人」の原理に基づく気功の力に私自身もあらためて驚かざるをえません。ほかにも、閉塞性動脈硬化からくる壊疽で欠けてしまった患者さんの足指の爪が再生したり、階段からの転落による外傷性視神経障害の少年の患者さんの目が、キャッシュカード裏の細かい文字が読めるまでに回復したり——現代医学に見放された方たちが、私の気功とご自身の努力で治癒された例は数多くあります。

第3章で〝本能力〟という言葉を使いましたが、まさにそのとおり。人間の体には強い自然治癒力が備わっていて、病気や心身の不調にあたっては、それをいかに引き出すかが重要です。「天・地・人」とはそのための原理であり、これをしばるプラス思考を捨て、時と場所、自らの健康状態に即した正しいプラス行動をとることが、健やかで幸せな人生を約束します。

SARSの大流行に直面、大きな成果をあげた中医学

前に私は「気功は超能力ではなく、人間なら誰もがもっているはずの本能力」という意

味のことを書きました。とはいえ、現代の西洋医学至上主義の考え方にこりかたまった方の多くは、その点をなかなか理解せず、中医学そのものの効果についても否定的であることが珍しくありません。これぞまさにプラス思考であり、中医学について何ら調べもしないまま、ただ西洋医学を妄信しているにすぎないといえます。

そうした方のため、ここでひとつ世界的にも知られた中医学の成果についてご紹介しましょう。

2002年、中国は広東省を中心に猛威をふるったSARS（重症急性呼吸器症候群）のことを覚えていらっしゃるでしょうか？　わずか1年の間に800人近い死者を出すなど、大きな被害をもたらしたこの感染症の治療にあたり、めざましい効果をあげたのが――じつは『黄帝内経《こうていだいけい》』に基づく中医学の考え方だったのです。

当時、SARSに関しては感染源がはっきりせず、未知の感染症のために有効な抗生物質や薬剤などの対応策もまったく不明。国内でも最先端の現代医療の現場でさえただ混乱するばかりで、その様子が連日報道により世界中に伝えられました。

無理もありません……西洋医学は人体や病気の症状について、ひたすら細かく分析することによってのみ、その治療法を発見します。逆に言えば、分析データがないうちは有効な手を打つことができず、対症療法に頼るしかない。前にもふれたように、病気の起こる原因を全体として把握し、これを根本から治すという発想がないために、こうした事態にはまったく無力になってしまうのです。

一方、日本ではあまり大きく報道されませんでしたが、野戦病院さながら、高熱を発して苦しむ多くの患者さんが収容された緊急治療の現場には、気功や漢方を専門とする中医学の医師も少なからず参加し、大きな成果をあげていました。彼らが躊躇なく自らの処置を徹底し、病気の封じ込めに成功したのは、ほかならぬ『黄帝内経』の考え方を十分理解していたからです。

『黄帝内経』には「温病」という考えがあります。これは、湿度と熱がもたらす病気という意味です。広東省は中国の南部沿岸にあり、湿度の高い土地ですから、この「温病」の温床としてはもってこい。そのうえ、この年は「伏暑」といって夏の暑さが長く持ち越されたことで、秋冬に大きな病気が起きやすい環境が準備されていました。

事実、SARSが爆発的に広がったのは11月ですが、その発症は7月にさかのぼることがわかっており、まさに湿と熱がもたらした病気だったと言えます。

では、そこまでわかったところで、彼ら中医学の医師たちはどう考えたのでしょうか？

ふつう、体温が高くなると、それによって体内の病原ウィルスは弱って死に、次第に熱も下がります（風邪などの発熱で、安易に解熱剤を服用しないほうがいい、とされるのもこのためです）。が、ＳＡＲＳは「温病」の典型で、体温が高くなってもウィルスの活動が弱まるどころか、病勢はいよいよ強くなって、患者さんは高熱から生死の境をさまようことになった。なんと、氷で体表を冷やしても熱は一向に下がらなかったといいますから、これは大変です。

西洋医学を基礎にした現代医学は、残念ながら、体内の温度すなわち内臓の熱を下げる方法に通じているとは言えません。そもそも、体温そのものについての理解と調整についての知識が不足している、と私は思います。

こうした場合に大切なのは、呼吸器（肺）だけに注目せず、体内で燃え盛る火を弱めるために腎臓（水）や脾臓（土）も含めた全体のバランスを回復させ、熱を下げるやり方なのです。気功の療法では、これら3つの臓器の経絡を開き、気の流れをよくすることによって熱を下げるとともに病気に打ち勝つ体へと誘導します。

実際、このときの広東省でも最初はステロイドによる治療を行っていたのを、ある時期から漢方薬による治療へと切り替え、これにより、死亡率は他の地域（香港13％、北京15

%）にくらべて大幅に低い3%に抑えることができました。発症地であるにもかかわらず、こうした結果になったのも『黄帝内経』にもとづく治療の成果と考えられるでしょう。

しかも、感染の終息後13年あまりを経た現在、当時ステロイド剤を大量に投与された患者さんの多くが、骨壊死などの深刻な副作用に苦しんでいるのに対し、漢方薬や気功の治療で回復した方たちは副作用が皆無。こうした例を見るにつけ、西洋医学一辺倒の現代医療が今一度「根本的な治療とは何か」を認識し、中医学と互いにメリットを認めあい、補いあう関係を築くことができればと思わずにいられません。

「天・地・人」の哲学が、地球文明の未来を幸せにする

現代における医療の最前線においても、その実践的な効用が認められた中医学と『黄帝内経』――この本では、皆さんに病気と不幸をもたらすかたくななプラス思考を廃し、正しいプラス行動をとるための原理として、この『黄帝内経』に基づく「天・地・人」の哲学をご紹介してきました。

その内容は皆さんもすでにご承知のとおりですが、じつはこの原理・哲学自体も『黄帝

内経』と同様、特殊な思考法や超能力めいたもの、あるいは今やすでに古くなった考え方などではありません。そうではなく、いつの時代、どの文明にあっても、賢明な人々であれば誰もが似たように考え、意識し、行動してきた「万古不易《ばんこふえき》」の原理と言っていいでしょう。

もちろん「天・地・人」と、そのバランスがもたらす世界観、宇宙観は中国独自のものです。たとえば中国では古来、秦の始皇帝をはじめ偉大なる皇帝たちが、山東省の泰山《たいざん》という霊山へ登り、天の神と地の神に治世の安寧を祈る「封禅《ほうぜん》の儀」を行いました（「封」は天の神、「禅」は地の神への祈りをさします）。また、北京には明の永楽帝が築いたとされる「天壇」と「地壇」の2つの祭壇がありますが、これもむやみに多くの神々を祀ることなく、天帝と地帝のみに祈りを捧げることを目的として設けられたものです。

おおもとには、いずれも「天・地・人」をひとつながりの関係と見なし、その正しいバランスこそが人と世界にとって幸福な〝中庸〟をもたらすとの考えがあったのでしょう。中国古来の風景画いわゆる「山水図」には、はるかな天空やそびえ立つ岩山など「天」と「地」の清々しくも厳しいたたずまいのなか、必ず「人」の痕跡（山間の庵や小屋、そこに住む隠者《いんじゃ》、農民、漁民など）が描かれていますが、これなど「天・地・人」の連環を何より大切にする中国文明ならではと言えるかもしれません。

一方、この世のすべてが常にうつろい、新たに生まれては失われ、めぐり続けるなかで幸福な調和をめざし続ける――そんな〝中庸〟と同じ発想は、古代ギリシアの哲学者にもしばしばみられるものだといい、それはまた時を越えて、現代の西洋哲学のルーツになっているのだとか。時代や洋の東西を問わず、正しく賢く考える人たちが、いずれもこうした原理を重視していたことは大変に興味深い事実です。

同じ意味で「天＝時間」という視点は、現代の思想問題で欠かせないものですし、「地＝環境」は文化人類学や民俗学などにも通ずると言えるでしょう。このように「天・地・人」の原理は、中国文明においてのみ通用する間口の狭い考え方ではなく、時代や地域を超越して人類共通の英知となりうるスケールの大きな存在、人間と文明の未来を変え得るポテンシャル（潜在力）に満ちた哲学なのです。

こんなふうに書くと、いささか大言壮語に過ぎるというお叱りの声を受けるかもしれません。それでも、「天・地・人」をかかげる私の真意はまさにこうした点にあります。前に、サブプライム・ローン問題に端を発した世界恐慌が「天・地・人」を無視したプラス思考の行き着く果て――と表現しましたが、まさしくそのとおり。地球文明がこの考えを共通のものとして正しいプラス行動をとることこそ、個人の健康と幸福はもちろん、未来の政治や経済、社会、文化……すべてに理想的な〝中庸〟を実現する唯一の道になるでしょう。

「天・地・人」の哲学が、より多くの皆さんのお役に立ち、それによって幸せになる方がひとりでも増えることを願わずにはいられません。

自分でできる気功法

本書でご紹介した患者さんたちも実践し、大きな効果をあげた、自分でできる簡単な気功法です。健康を保ち、病気を克服するためには、自分の体に合う「良い気」を取り入れて経絡を通じさせ、「悪い気」を外へ出すことが基本です。これらのやり方で「気」を正しくコントロールすることができれば、自然治癒力が高まり、病気も快復へ向かうことが期待できます。

基本型

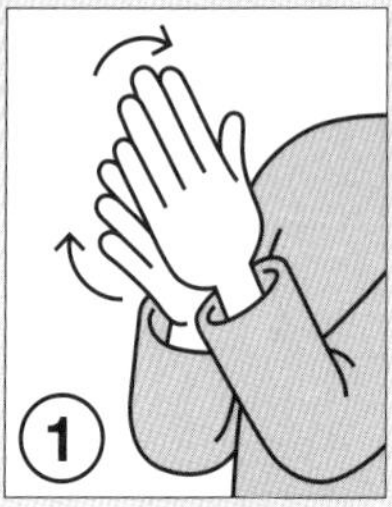

背筋をまっすぐにして、あごを引く。手のひらの中央を左と右で合わせ、輪を描くように9回こする。

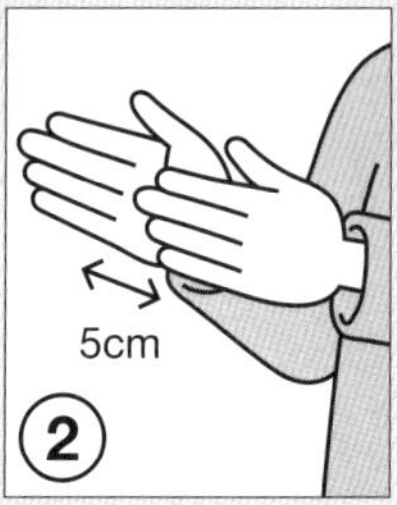

両手を5センチほど離し、「気」が出る（温かい感じがする）のを確認する。

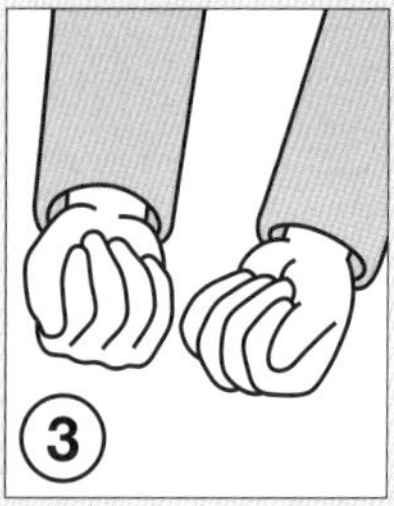

ツボ「労宮」を全部の指で隠し、「気」を閉じ込める。「気」の流れを調べたい箇所へ向けて手を開く。

この基本型になれてくると、体の悪い部分や臓器、自分がいる場所の「気」の流れなどがわかる。ヒンヤリした感じがする場合は〝陰の気〟が多すぎ、病気になっていたり、悪い情報がたまっている場所の可能性が高い。

全身の気の流れを良くする

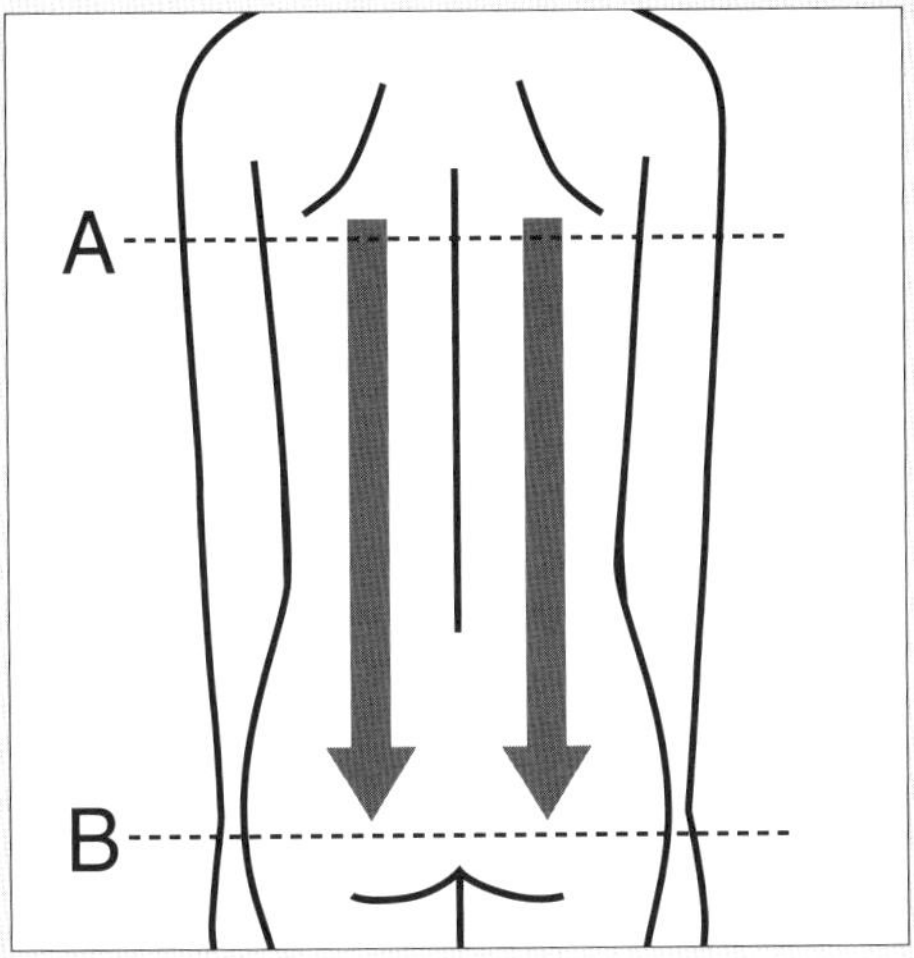

①

基本型を行ってから、手のひらの「労宮」が背中に軽くふれるように、肩甲骨の下から仙骨の上までゆっくりと下ろしていく。

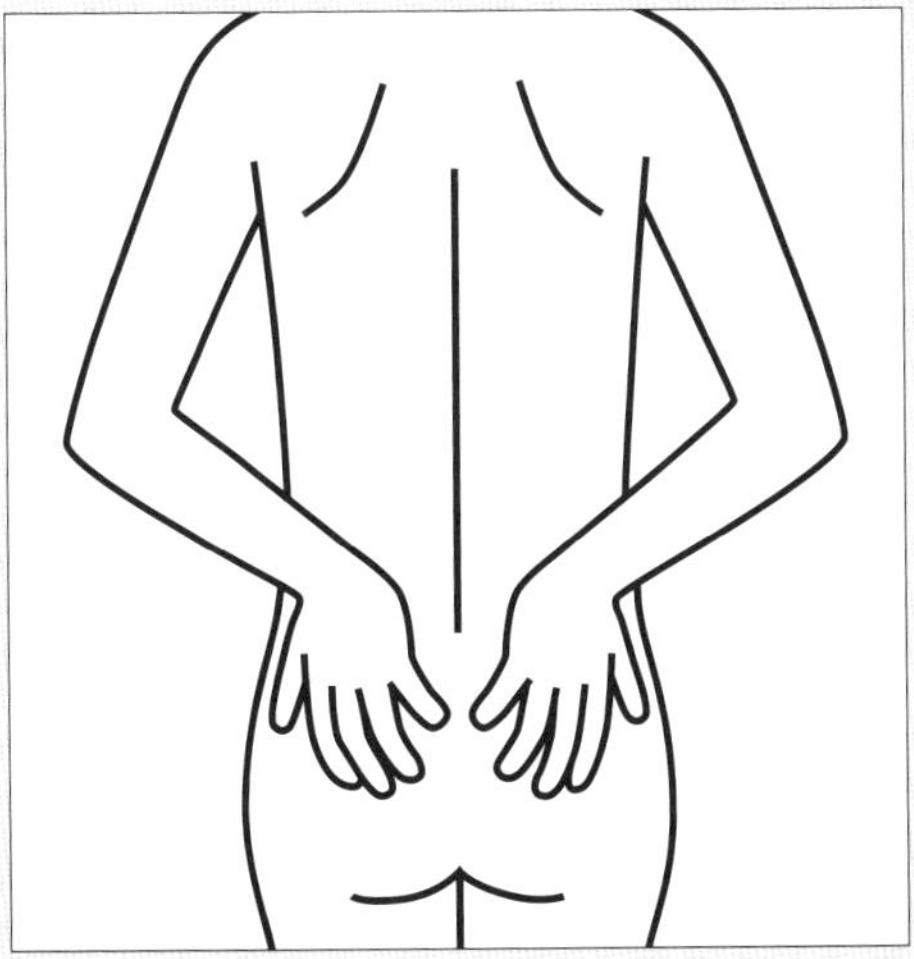

②

手を離し、1の動作を背中のあたりが温かく感じられるまで繰り返す。温かくなったら、さらに3回繰り返す。こうすることで、「五臓」のなかでも最も大切な腎臓が元気に――体内にたまった「悪い気」が正しく処理され、全身を「周天の気」（163ページ参照）がしっかりめぐるようになる。

おわりに

　これまでの私の本は、どちらかというと個々の症例やケーススタディに基づき、読者の皆さんに気功にまつわるさまざまな知識・情報に触れていただくことが目的でした。一方、この本では症例や知識・情報よりも、その土台にあるおおもとの理論、私が考える気功や中医学の根本哲学を、できる限り体系的に理解していただくのをねらいとしています。

　そのため、知識や情報がひとまとまりの理論として立ち上がるよう、構成や内容はもちろん、文章や図の吟味、配置にいたるまで何度も試行錯誤を繰り返しました。ここにお届けするのは、あくまで現時点での完成形ではありますが、「気功を通じて人類の役に立ちたい」という私の願いを、いささかの自負をもってまとめ上げた一書といえます。

　刊行にあたっては、講談社第二事業局局長の堺公江さん、生活実用第一出版部部長の相場美香さん、編集の庄山陽子さん、取材・構成を手がけてくださった入澤誠さんにも大変お世話になり、御礼を申し上げます。

　そしてもちろん、私の今日を導いてくださった4人の師、賈永斌大師、楊梅君大師、黄茂祥大師、文栄高大師、いつも支えてくれる妻とスタッフにも、心からの感謝を――。

青島大明

本書に関するお問い合わせ先

大明気功院

〒220-0023

神奈川県横浜市西区平沼1丁目29-7 大明ビル

Tel 045-322-6699

Fax 045-322-6690

http://www.daimeikikou.com/

E-mail:kikou@daimeikikou.com

青島大明（あおしま・だいめい）

1960年、中国・北京に生まれる（旧姓・隋）。世界医学気功学会特邀気功専家。幼少の頃から八卦掌・太極拳などの家伝の健康法を学び、賈永斌大師や大雁功の楊梅君大師、祝由科の黄茂祥大師や文栄高大師など著名な気功師との出会いにより才能を見出され気功の能力を開発、76年から気功施術を始める。世界23ヵ国が参加している世界医学気功学会が招聘した気功のスペシャル・エキスパート14名のひとりとしてさまざまな病気を研究施術している。82年来日、高知大学人文学部経済学科を卒業後、90年に横浜大明気功会を主宰。2006年から世界医学気功学会の常務理事および副秘書長、12年から同学会の常務理事および副主席に着任、現在に至る。

著書には『病気がすべて治る「気」の医学』、『からだを自分で変える「気」の医学』、DVDブック『病気を自分で治す「気」の医学』、『なぜ あなたの病気は治らないのか』（以上、講談社）、『病を治す哲学』（講談社＋α新書）などがある。

病気《びょうき》は「妄想《もうそう》」で作《つく》られる

2016年6月23日　第1刷発行

著者　青島大明《あおしまだいめい》

カバー　鈴木成一デザイン室
本文デザイン・図版　片柳綾子　田畑知香　原 由香里
（DNPメディア・アートOSC）

発行者　鈴木 哲
発行所　株式会社 講談社
東京都文京区音羽2-12-21　郵便番号112-8001
電話　編集　03-5395-3527
　　　販売　03-5395-3606
　　　業務　03-5395-3615
印刷所　大日本印刷株式会社
製本所　株式会社国宝社

ISBN978-4-06-220096-7